늘 피곤한 당신을 위한

최소한의 생존 체력 운동

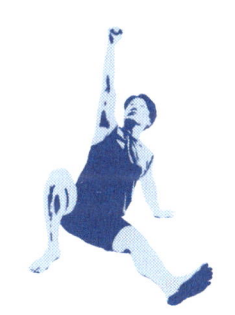

백관장 지음

최소한의 생존 체력 운동

1판1쇄 펴냄 2025년 9월 25일

지은이 백관장(백승덕)

펴낸이 김경태
편집 조현주 홍경화 강가연
디자인 박정영 김재현
마케팅 유진선 강주영 정보경

펴낸곳 (주)출판사 클
출판등록 2012년 1월 5일 제311-2012-02호
주소 03385 서울시 은평구 연서로26길 25-6
전화 070-4176-4680
팩스 02-354-4680
이메일 bookkl@bookkl.com

ISBN 979-11-94374-46-6 13510

이 책은 저작권법에 의해 보호를 받는 저작물이므로
무단 전재 및 무단 복제를 금합니다.
잘못된 책은 바꾸어드립니다.

출판사 클의 책을
만나보세요.

프롤로그

솔직히 고백하자면, 나는 운동 인생 20년 중에 10년을 낭비했다. 10년 동안 운동을 열심히 해서 덩치만 컸지 힘은 생각보다 약했다. 일명 '헬스장 물근육'의 표본이 바로 나였다. 한 가지 예로, 대학생 시절 데드리프트 100kg의 벽 앞에서 번번이 좌절했다. 100kg만 들면 허리가 아팠고, 그 이상 드는 것은 무리라는 생각을 항상 했었다. 나는 약한 몸을 타고나서 그런 줄 알았다.

그러다가 우연히 무료 운동 강의에서 내 데드리프트 자세에 문제가 있다는 사실을 배웠다. 바로 데드리프트의 가장 기본 동작인 힙힌지를 제대로 못 한다는 진단이었다. 그래서 나는 약 2주간 데드리프트는 하나도 안 하고 오롯이 힙힌지만 하루에 200회씩 연습했다. 그리고 2주 뒤에 기적이 일어난다. 바로 140kg을 들어올린 것이다. 허리 통증이 하나도 없이 말이다! 이 경험을 계기로, 내가 지금까지 약했던 이유는 '약한 몸을 타고난 것'이 아니라 '방법이 틀린 것'임을 알게 된다.

하지만 이걸로는 부족했다. 그저 남들의 운동 루틴을 따라만 하던 방식을 버리고 '힘' 자체가 강해지는 원리를 파고들기 시작했다. 결과는 극적이었다. 나는 2019년 IPF 코리아 파워리프팅 대회에 나가 1등을 차지할 정도로 힘이 강해졌다. 드디어 지긋지긋한 약골 인생을 청산했다고 생각했다. 하지만 거대한 착각이었다.

무거운 무게를 드는 '힘'은 강해졌지만, 나의 '체력'은 여전히 바닥이었다. 계단을 조금만 올라도 숨이 찼고, 퇴근 후에 녹초가 되는 삶은

변하지 않았다. 그때 깨달았다. 근력만으로는 절대 진정한 체력을 얻을 수 없다는 것을. 체력이라는 퍼즐의 마지막 조각인 유산소 능력이 빠져 있었던 것이다. 힘과 유산소 능력, 이 두 바퀴가 함께 굴러가야만 '체력'이라는 수레가 앞으로 나아간다는 평범한 진리였다. 이 경험은 내 인생의 방향을 완전히 바꾸어놓았다. 단순한 운동 마니아를 넘어, 과거의 나처럼 매일의 업무에 체력을 소진하며 힘겨워하는 사람들을 위한 길잡이가 되고 싶어졌기 때문이다.

사실 나 역시 체육대학이 아닌 공대를 졸업한 평범한 직장인이었다. 그랬기에 누구보다 직장인의 삶이 체력을 어떻게 갉아먹는지 잘 알고 있다. 야근에 치이고, 회식에 끌려다니며, 퇴근 후에는 시체처럼 누워만 있는 삶. 그 끝에 남는 것은 만성피로와 여기저기 쑤시는 통증, 그리고 무기력이었다. 퇴사 후 운동 코치가 되었을 때, 나는 이런 직장인들을 돕고 싶었다. 하지만 초보 코치였던 나는 막막하기만 했다. 세상의 운동법은 보디빌더나 운동선수에게 맞춰져 있었고, 하루 8시간 이상 앉아서 일하는 직장인에게는 맞지 않는 옷과 같았다.

그때부터 나의 진짜 공부가 시작되었다. 어떻게 하면 운동을 한 번도 해보지 않은 30대 일반인이 다치지 않고, 최소한의 시간을 투자해 최대한의 체력을 얻을 수 있을까? 수백 명의 수강생들을 가르치고, 그들의 실패와 성공을 분석하며 수년간 데이터를 쌓았다. 그 과정에서 얻은 해답과 노하우를 담아 '백관장'이라는 이름으로 유튜브를 시작했고, 이제 핵심 지식을 모아 한 권의 책으로 묶어내게 되었다. 체대 출신 엘리트가 아닌, 당신과 똑같은 길을 걸어온 일반인 출신이었기에 이 '공략집'을 완성할 수 있었다고 자신한다.

이 책은 단순히 운동 동작 몇 가지를 알려주는 데 그치지 않는다. 이 책의 목적은 단 하나, 저질체력으로 고통받는 당신이 '스스로' 체력을 관리할 수 있는 능력을 갖게 하는 것이다. 많은 분들이 아무 운동이나 시작했다가 체력이 늘지 않아 실망하고, 헬스장에 갔다가 되레 부상만 입고 운동을 포기한다. 무엇을 어떻게 해야 할지 모르는 막막함, 그것이 당신이 지금까지 실패했던 가장 큰 이유다.

그래서 이 책은 당신이 겪을 모든 시행착오를 미리 계산하여 단계별 공략법을 제시한다. 운동을 전혀 해보지 않은 사람을 위해 아주 사소한 습관부터 만드는 방법, 망가진 몸을 회복시키고 올바른 자세를 익히는 구체적인 연습 과정, 그리고 마침내 운동이 습관이 된 사람이 평생 써먹을 수 있는 운동 프로그램 운영 원칙까지, 체력 향상에 필요한 모든 것을 망라했다.

따라서 이 책을 처음부터 끝까지 정독할 필요는 없다. 당신의 현재 운동 레벨에 맞춰 필요한 부분부터 찾아보는 '공략집'이기 때문이다.

운동을 생전 처음 시작하고, 헬스장 문턱을 넘는 것조차 두려운 분이라면, 1부 〈체력이 중요한 이유〉와 2부 〈체력을 늘리는 운동〉을 통해 '체력'의 진짜 의미를 이해하고 운동 습관을 만드는 것부터 시작하길 바란다.

운동 경험은 있지만 자세가 불안정하고, 운동만 하면 어딘가 아픈 분이라면, 3부 〈운동의 실전〉에서 소개하는 세 가지 준비운동과 헬스장 7대 운동의 정확한 자세부터 다시 익혀야 한다.

자세는 어느 정도 익숙하지만, 운동을 해도 실력이 늘지 않고 정체된 분이라면, 4부 〈운동의 원칙〉을 집중적으로 파고들어야 한다. 75% 이론과 점진적 과부하의 원리를 이해하는 순간, 당신의 한계는 자연스럽게 깨질 것이다.

운동을 꾸준히 하는데도 만성피로에 시달리거나 성장이 더딘 분이라면, 5부 〈휴식과 회복〉을 정독하길 바란다. 체력은 단순히 운동만으로 결정되지 않는다. 수면, 호흡, 컨디션 조절과 같은 아주 사소한 습관이 당신의 발목을 잡고 있을 수 있다.

이 책이 세상에 나오기까지 많은 분들의 도움이 있었다. 나의 가능성을 믿고 출판을 제안해준 출판사 클과, 내가 초보 코치 시절 그룹 수업의 전권을 맡겨준 근력학교 박윤하 대표님께 깊은 감사를 드린다. 그리고 무엇보다 지난 몇 년간 나를 믿고 따라와준 수백 명의 수강생

분들이 없었다면 이 책은 결코 완성될 수 없었을 것이다. 그들이 겪었던 어려움과 극복의 과정 하나하나가 이 공략집의 가장 중요한 뼈대가 되었다.

    이제 당신 차례다. 퇴근 후 소파에 누워 시간을 낭비하는 삶이 아닌, 남은 에너지를 당신의 성장과 행복을 위해 쓰는 삶을 살아가길 바란다. 이 책이 당신의 곁에서 가장 든든한 코치가 되어줄 것이다.

프롤로그 3

1부
체력이 중요한 이유

❶ 체력이란 무엇인가
체력의 차이가 삶의 차이다 14
우리는 어떻게 저질체력이 되었나 16
체력이란 무엇인가 18
우리가 오해한 체력의 의미 23
내 체력은 어느 정도일까 25

❷ 체력이 느는 원리
적당한 스트레스 29
체력이 느는 걸 막는 요인 31
근력과 유산소 능력이 중요한 이유 33

2부
체력을 늘리는 운동

❶ 체력 증진을 위한 프리웨이트
운동기구의 두 종류 38
프리웨이트의 장점 39
프리웨이트에 대한 오해 41

❷ 프리웨이트의 큰 분류
인간의 기본 움직임 43
밀기 45
수직 위로 밀기/수평 밀기/수직 아래로 밀기
당기기 49
수평 당기기/수직 당기기
스쿼트 52
힙힌지 54

❸ 운동 난이도에 대한 이해

운동 레벨 이론 **57**

난이도별 운동 **59**

누워서 하는 벤치프레스/서서 하는 백 스쿼트와 밀리터리 프레스/힙힌지 자세로 하는 데드리프트/매달려서 하는 딥스와 풀업/힙힌지를 유지하면서 하는 바벨 로우

❹ 유산소 운동

유산소 운동이 정확히 무엇? **66**

유산소 운동의 종류 **67**

저강도로 오래 하는 방식/고강도로 짧게 하는 방식/뭐가 더 좋을까

3부
운동의 실전

❶ 호흡법

호흡은 무조건 코로 한다 **74**

나는 호흡을 잘하고 있을까 **77**

운동할 때 호흡법 **79**

그래도 호흡이 잘 안 되면? **81**

드로인 방법

❷ 준비운동

왜 준비운동을 해야 할까 **84**

저질체력인만을 위한 준비운동 **85**

3개월 자세/코크스크류/힙힌지/월 플랭크

추천하지 않는 준비운동 **97**

바닥에서 하는 플랭크/스트레칭

❸ 운동기구 잡는 법

밀기 운동 할 때 잡는 법 **99**

당기기 운동 할 때 잡는 법 **101**

❹ 헬스장 7대 운동

왜 이 운동들부터 해야 할까 **102**
벤치프레스 **104**
　`벤치프레스의 대안`
　인클라인 푸시업 **106**
백 스쿼트 **108**
　`백 스쿼트의 대안`
　고블릿 스쿼트 **111**
데드리프트 **113**
　`데드리프트의 대안 1`
　스모 데드리프트 **117**
　`데드리프트의 대안 2`
　루마니안 데드리프트 **121**
　`데드리프트의 대안 3`
　밴드 굿모닝 **123**
턱걸이 **125**
　`턱걸이의 대안 1`
　레그 어시스트 풀업 **128**
　`턱걸이의 대안 2`
　밴드 턱걸이 **130**
밀리터리 프레스 **134**
딥스 **137**
바벨 로우 **140**

❺ 케틀벨 2대 운동

케틀벨이란? **143**
케틀벨 스윙 **145**
터키시 겟업 **154**

❻ 현실적인 운동 구성

운동 습관을 들이자 **163**
준비운동 **165**
근력 운동 **167**
유산소 운동 **168**

❼ 체력을 위한 단 하나의 운동, 케틀벨 스윙 **169**

4부
운동의 원칙

❶ 운동에 대한 오해들

'운동한 느낌'이 목표는 아니다 **172**
운동 후에 다리가 후들거리면 안 되는 이유 **174**
제대로 움직이지 못할 때까지 반복했다/느려질 때까지 반복했다/내 능력의 100%를 사용했다
유산소 운동은 무조건 30분? **177**

❷ 체력 향상을 위한 기본 원칙

`원칙 1` 준비운동을 먼저 한다 **179**
`원칙 2` 힘을 강하게 쓰는 연습을 한다 **180**
`원칙 3` 자세를 최우선으로 생각한다 **182**

❸ 운동 강도 조절하기

중량 기준 설정하기 **184**
1RM을 계산하는 방법
점진적 과부하 **187**
75% 이론 **188**
중량 버전/반복 수 버전/자세와 속도로 판단하라/무게 올리는 방법/유산소 운동 버전
8:2 법칙 **202**
근력 운동/유산소 운동

❹ 운동량 조절하기

운동 강도와 운동량의 차이 **206**
강도가 낮으면 운동량은 많아도 괜찮을까 **208**
운동량 조절하기 **211**
왜 5회인가 **214**
인간의 주의 지속 시간은 20~30초/힘을 많이 쓰는 연습을 하기 위해서—에너지 시스템 관점/힘을 많이 쓰는 연습을 하기 위해서—근섬유 관점

❺ 프로그램 구성 원칙

세트 사이 쉬는 시간 **221**
운동 빈도
분할 운동이 나에게 필요할까 **225**
스케줄/에빙하우스의 망각 곡선/운동 강도 부족

❻ 프로그램 구성 실전

구성 방법 227
준비운동/근력 운동/유산소 운동

순응의 법칙 231

유산소 운동 실전 234

유산소 운동의 두 가지 분류 236
저강도로 오래 지속하는 유산소 운동/
인터벌 방식의 유산소 운동

❼ 내 체력이 좋아졌는지 확인하는 방법

근력 측정 방법 246
유산소 능력 측정 방법 248

5부
휴식과 회복

❶ 결국 체력 향상은 내가 부족한 것을 채우는 일 256

❷ 일상 컨디션 조절하기

수면 258
수면 시간/운동 시간/커피

호흡 262

수분 섭취 265

❸ 운동 컨디션 조절하기

쇠를 보고 흥분하지 않는다 267

컨디션 확인 방법 269
워밍업 느낌 확인하기/운동을 잠시 멈춰야 하는 경우

❹ 부상에 대처하기

부상을 예방하는 방법 273

관절이 아플 때는 쉬는 게 답일까 276

부상 후 운동 진행 방법 278
다쳤다면 휴식이 먼저/운동 다시 시작하기

체력이 중요한 이유

1부

체력이란 무엇인가 / 체력이 느는 원리

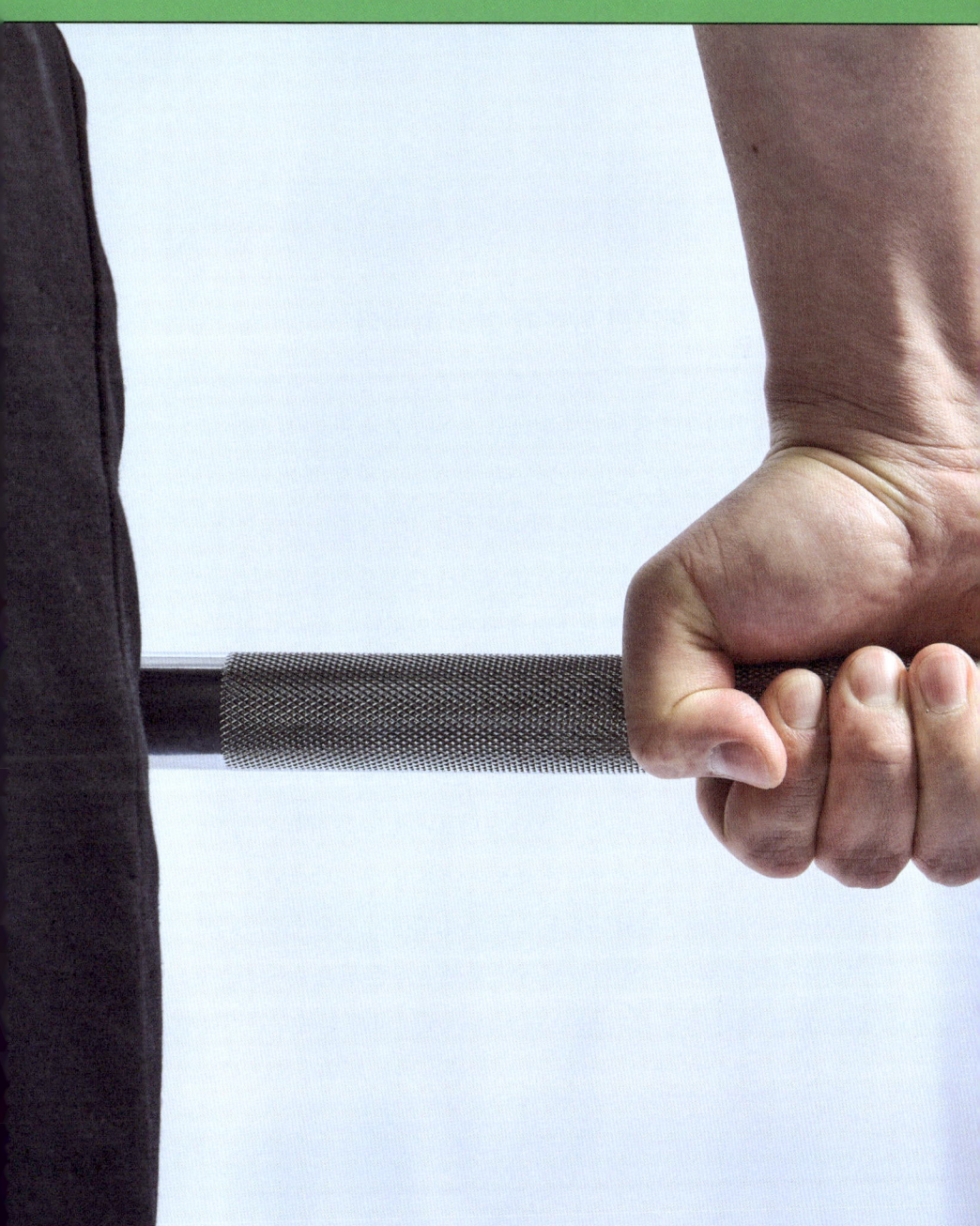

1
체력이란 무엇인가

체력의 차이가 삶의 차이다

당신이 직장인이라면 회사에서 퇴근한 후에 무엇을 하는가? A는 집에 도착하면 바로 소파나 침대에 눕는다. 집에 오자마자 씻는 사람들은 도대체 이해가 안 된다. 누워서 배달 어플로 저녁밥을 시켜놓는다. 그리고 유튜브 쇼츠를 보면서 1시간을 보낸다. 식사를 마친 후에 일회용 그릇은 일단 싱크대에 던져놓고 나중에 치워야겠다는 생각을 한다. 그리고 간단하게 샤워를 하러 간다. 샤워 후에 머리를 대충 말리고 다시 누워서 스마트폰을 본다. 이번엔 쇼핑이다. 힘들게 일한 나에게 보상을 주고 싶다는 마음에 살 것을 고른다. 싱크대에 던져놓은 그릇은 이미 잊어버린 지 오래다. 쇼츠를 계속 보다보니 벌써 12시. 내일 아침에 일찍 일어날 생각에 벌써부터 스트레스를 받는다. 다음날 아침, 출근 시간에 맞춰놓은 알람 5개가 모두 울릴 때까지 계속 누워 있는다. 마지막 알람이 울린 후에 겨우 일어나 출근 준비를 한다. 누구는 '미라클 모닝'을 한다는데, 그게 말이 되는 짓인가? 8시에 일어나도 이렇게 피곤한데? 어기적어기적 씻고 나서, 아침밥은 거르고 터덜터덜 회사로 향한다.

'누구나 이런 거 아니야?' 싶을 만큼 A는 일반적인 직장인의 모습이다. 맞다. 누구나 그렇다. 하지만 A와 다른 행동을 하는 사람도 분명히 있다. B는 업무를 보면서 부족했던 부분을 퇴근 후에 공부하고, C는 이직을 위한 자격증을 준비한다. D는 건강을 위해 집에서 음식을 해먹는다. 과연 나중에는 어떤 사람이 더 나은 삶을 살고 있을까? B는 회사에서 인정받을 것이고, C는 더 좋은 직장으로 이직에 성공할 것이다. D는 적어도 A보다는 건강한 몸을 가지게 될 것이다. A와 B, C, D의 차이가 지금은 별로 크지 않아 보일 수도 있지만 나중에는 아주 커질 것이다.

A와 B, C, D의 차이를 만든 가장 큰 요인은 무엇일까? 바로 체력적 여유이다. 체력은 건물의 기초 공사와 같다. 5층 빌라 건물보다는 123층 롯데타워의 기초를 훨씬 크고 튼튼하게 만들어야 한다. 우리가 지금보다 더 나은 삶을 살기 위해서도 마찬가지다. 체력이 강한 사람일수록 더 많은 일을 처리할 수 있게 된다. 회사 일만을 의미하는 것이 아니다. 누군가에게는 업무의 성과일 수도 있지만 누군가에게는 내 삶의 질을 향상시키기 위해 건강한 음식을 해먹거나, 취미 생활을 즐기는 것일 수도 있다. 타인에게 친절함을 유지하기 위해서도, 심지어 사람답게 사는 데 기본요소인 청소, 설거지, 목욕을 하기 위해서도 체력이 필요하다. 이렇게 남들만큼 잘 살아가기 위한 최소한의 힘을 '생존 체력'이라 부를 수 있을 것이다. 이 생존 체력이 약하면 내가 더 발전하고 즐거워지는 활동을 할 수 없다. 앞으로의 삶이 더 나아지기는커녕 하루하루가 점점 힘들어지게 될 것이다.

내가 가장 좋아하는 말이 있다. "당신이 원하는 것은 무엇이든 될 수 있다. 하지만 먼저 강해져야만 한다You can be anything you want, but you must be strong first."(파벨 차졸린, 스트롱퍼스트StrongFirst 대표)

하루 24시간 중에 수면 시간 8시간을 제외하면, 16시간이 남는다. 하루 8시간 근무를 겨우겨우 버티고, 나머지 8시간을 낭비하는 삶을 살 것인가? 아니면 체력을 키워서 퇴근 후 8시간을 더 효율적으로 활용하는 사람이 될 것인가? 이 책이 당신에게 답을 줄 거라고 생각한다.

우리는 어떻게 저질체력이 되었나

《손자병법》에 "지피지기知彼知己면 백전불태百戰不殆라!"라는 아주 유명한 말이 있다. 적을 알고 나를 알면 백 번 싸워도 위태롭지 않다는 뜻이다. 전쟁에서 이기기 위해서 모든 전투를 이길 필요는 없다. 어떤 전투는 이기기도 하지만, 어떤 전투는 패배하기도 한다. 하지만 가장 중요한 것은 전투에서 지더라도 위태로운 상황을 만들면 안 된다는 것이다. 그래야 전쟁을 승리로 이끌 수 있게 된다. 그러려면 적과 나를 모두 잘 알아야만 한다(지피지기). 적만 잘 알고 있거나, 나만 잘 알고 있는 상황에서는 전쟁을 위태롭게 만들 수 있다. 예를 들어 임진왜란 당시 이순신 장군은 왜군과의 전쟁에서 승리하기 위해 거북선을 만들었다. 임진왜란 당시 왜군은 배를 갈고리로 끌어당겨서 칼 싸움을 하는 전술을 선호했다. 그 사실을 알았던 이순신 장군은 배에 철갑을 씌우고 가시를 박아서 거북선을 만들었다. 상대가 잘하는 전술이 무엇인지 아니, 내가 어떻게 대응할지 알게 되는 것이다(백전불태).

우리의 체력에 대해서도 이런 접근을 해야만 한다. 그래야 쉽게 체력을 올릴 수 있다. 나를 알고 적을 알아야 한다. 그래야 체력 향상에도 위태로움이 없다. 체력이 떨어지는 것, 운동을 해도 체력이 올라가지 않는 것 모두 지피지기를 제대로 하지 않아서 그렇다.

먼저 나를 알아보는 시간을 가져보자. 내가 저질체력이 될 수밖에 없었던 이유는 무엇이었을까? 대부분 "운동을 안 해서"라고 이야기한다. 하지만 내가 운동을 하지 못하게 된 진짜 이유를 생각해봐야 한다.

직장인은 아침에 출근해 하루 종일 의자에 앉아 컴퓨터만 바라본다. 퇴근하면 녹초가 되어 소파에 눕는 게 일과의 끝이다. 온종일 집안일을 하는 주부도 마찬가지다. 설거지, 청소, 빨래를 하면서 쉴 틈 없이 몸을 움직이는 것 같지만, 대부분 세탁기, 식기세척기, 로봇청소기 등을 활용하니 솔직히 코치 입장에서 보면 아무것도 하지 않는 것과 크게 다르지 않다.

이것이 바로 우리 몸을 저질체력으로 만드는 핵심 원인이다. 직장인이든 주부든, 현대인의 일상은 움직임이 극도로 제한된 채 특정 동작만 반복된다는 공통점이 있다. 움직이더라도 강도가 너무 낮은 것이 문제다. 이게 지속되다보니, 체력이 점점 더 약해져 일상에도 문제가 생기기 시작하는 것이다.

이렇게 체력이 점점 떨어지는 걸 느끼면서도 상황을 개선할 시간조차 없다. 특히 직장인들은 신입사원 시절부터 경험하는 야근 때문에 운동할 엄두조차 내지 못하는 경우도 정말 많다.

약 6개월 전에 나를 찾아왔던 수강생은 당시 신입사원이었다. 그녀는 25년 동안 살아오면서 운동을 한 번도 하지 않았다고 했다. 그래서 20대인데도 불구하고 심한 체력 저하를 느끼고 있었다. 그런데 나와 함께 운동을 시작하고도 두 달을 넘기지 못하고 그만뒀다. 바로 야근 때문이었다. 그녀는 운동을 계속 다니고 싶어했지만, 어쩔 수 없었다.

그렇게 오랜 시간 모니터를 보면서 일을 하다보면 거북목이 되어 목과 어깨 통증에 시달린다. 오래 앉아 있으니 엉덩이와 허리 근육이 중점적으로 약화되어 허리 통증이 생긴다. 아프니까 함부로 운동하기도 겁난다. 이렇게 약해진 체력은 체력을 키울 체력적 여유조차 앗아가 버린다. 체력을 키우기 위해서도 마중물 역할을 할 최소한의 여유 체력이 필요하기 때문이다.

이제 나를 알았다면, 저질체력이라는 적을 상대하러 가면 된다. 적을 어떻게 공략하는지는 이 책을 통해서 차근차근 알아보자.

체력이란 무엇인가

내 몸의 능력, 즉 체력을 늘리는 것은 무엇일까? **건강체력요소***라는 것이 있다. 건강체력요소는 **근력, 근지구력, 신체조성, 유연성, 심폐지구력**으로 이루어져 있다. 이 다섯 가지 능력이 전반적으로 좋으면 건강하고 체력이 좋다고 이해할 수 있다.

근력은 근육이 내는 힘을 말한다. 일반적으로는 '얼마큼 무거운 무게를 들 수 있는가?'로 평가된다. 쌀포대를 든다고 가정해보자. A라는 사람은 10kg짜리를 겨우 든다. 반대로 B라는 사람은 80kg도 거뜬히 들어올린다. 이 둘 중에 근력이 좋은 사람은 당연히 B일 것이다. 반대

---

* Caspersen, C. J., Powell, K. E., & Christenson, G. M. (1985). "Physical activity, exercise, and physical fitness: Definitions and distinctions for health-related research". *Public Health Reports*, 100.

로 이렇게 생각할 수 있다. 근력이 강한 사람은 무거운 것을 '가볍게' 든다. 같은 10kg이라도 A는 겨우겨우 들어올리겠지만 B는 한 손으로 들어올릴 것이다. 근력이 강하다는 것은 어떤 일을 하더라도 더 쉽게 한다는 뜻이 되겠다. 말 그대로 힘이 덜 드는 것이다. 그래서 힘이 강한 사람은 힘이 약한 사람보다 더 체력이 강하다고 느끼게 된다. 아마 이렇게 말하면, '요즘 무거운 거 들 일이 뭐가 있어요?'라고 묻는 사람도 있을 것이다. 조금 더 생각해보자. 무거운 것을 가볍게 들 수 있는 사람은 가벼운 것은 더 가볍게 들 수 있게 된다. 즉, 같은 것을 하더라도 근력이 약한 사람보다는 무조건 쉽게 할 수 있게 되는 것이다.

근지구력은 우리 몸의 근육이 지치지 않고 오랫동안 계속해서 힘을 낼 수 있는 능력을 말한다. 근력에서 쌀포대를 예로 들었으니, 여기서도 쌀포대로 설명해보겠다. 쌀포대 10kg을 끌어안는 자세를 한다고 가정해보자. A는 5초를 버티고, B는 2분을 버텼다. 이 중에서 근지구력이 좋은 사람은 B이다. 아마 여기서 눈치챈 사람도 있을 것이다. 근력이 약한 A는 오래 버티지 못했지만, 근력이 강한 B는 A보다 훨씬 더 오래 버틸 수 있었다. 즉, 근력과 근지구력은 서로 시너지를 내는 관계다.

사실 근지구력은 자세 유지 능력과 큰 관계가 있다. 우리가 똑바로 서 있기 위해서는 뼈를 포함한 몸무게를 '오래' 지탱할 수 있어야 한다. 중력이 항상 내 몸을 아래로 잡아당기고 있기 때문이다. 내 몸무게도 지탱하기 힘들 정도로 힘이 약하면 어떻게 될까? 바른 자세를 오래 유지하지 못한다. 대부분 거북목과 굽은 등이 그저 모니터를 오래 봐서 그런 것이라고 생각한다. 이 말이 틀린 것은 아니다. 하지만 정확히는 오래 앉아서 생활한 것 때문에 자세를 유지하지 못할 정도로 몸이 약해진 것이다. 근지구력과 근력이 떨어지면 내 몸을 일으켜 세워서 유지하는 것도 힘들다고 느낀다.

유연성은 내가 얼마큼 크게 움직일 수 있는가를 의미한다. 적당한 유연성은 우리 일상생활을 편하게 만들어준다. 뻣뻣하다는 것은 똑같은 동작을 하더라도 더 큰 힘이 필요하다는 뜻이기 때문이다. 그래서 너무 뻣뻣해도 체력이 떨어진다는 느낌을 받는다. 예를 들어, 어떤 물건을 선반에 올려놓는다고 가정해보자. 이때 팔을 180도로 쉽게 들 수 있는 사람은 물건을 선반에 올리는 데 큰 힘이 들지 않는다. 하지만 어깨가 뻣뻣해서 팔을 120도밖에 못 드는 사람은 같은 일을 할 때 더 큰 힘을 들여야 한다.

일반적으로 사람들은 유연할수록 좋다고 생각한다. 다리 찢기를 잘하는 사람은 동경의 대상이 될 정도다. 하지만 유연할수록 무조건 좋은 것은 아니다. 예를 들어, 내가 팔을 머리 위로 들어올린다고 가정해보자. 이때 팔이 머리 위 180도로 '편하게' 쭉 뻗어지면, 충분히 유연하다고 볼 수 있다. 하지만, 팔이 180도로 뻗어지는 것을 넘어서 머리 뒤로 넘어가는 사람들도 있다. 이건 지나치게 유연한 상태이다. 내 움직임을 제대로 컨트롤하기 힘들 만큼 힘이 약한 것이다. 이런 상태는 오히려 관절을 불안정하게 만들어 어깨를 잘 다치게 된다. 왜냐하면 팔을 180도로 위로 뻗는 것도, 180도에서 더 넘어가지 않도록 하는 것도 근육의 힘이기 때문이다. 우리 몸은 너무 뻣뻣해도 좋지 않고, 너무 유연해도 좋지 않다.

심폐지구력은 심장과 폐가 지치지 않고 지속적으로 혈액과 산소를 공급하는 능력을 말한다. 우리가 흔히 알고 있는 유산소 능력과 관련이 있다. 우리 몸이 지속적으로 움직이기 위해서는 에너지와 산소를 공급받아야 하는데, 이를 우리 몸의 세포에 공급하는 역할을 하는 것이 바로 심장과 폐다. 즉, 전쟁에서 물자를 보급해주는 것이다. 총알이나 음식과 같은 보급품이 끊기면 전쟁을 지속할 수 없어 패배하고 말 것이다. 우리 몸도 똑같다. 그런데 심장과 폐의 능력이 떨어지면 어떻게 될까? 조금만 활동량이 늘어나도, 근육에 필요한 산소와 에너지 공급을 못 해주게 되어 일상생활에서도 쉽게 지친다. 조금만 움직여도 숨이 차다면, 내 심장과 폐의 능력이 굉장히 떨어진 상태라고 예상해볼 수 있다.

마지막은 **신체조성**이다. 신체조성이라는 말은 처음 들었을지도 모르겠다. 신체조성은 간단하게 말하면 우리 몸의 근육량이나 지방량을 보여주는 지표다. 즉, '인바디'에서 확인할 수 있는 부분이다. 근육량이 많고 체지방량이 적당하면 신체조성 점수가 높고, 반대로 근육량이 너무 적고 체지방량이 많으면 신체조성 점수가 낮다. 근육량이 많다는 것은 근력과 근지구력이 강할 가능성이 높다는 것을 의미한다. 그래서 내 몸을 지탱하는 데 크게 힘듦을 느끼지 못한다. 반대로 근육량에 비해서 체지방량이 너무 많다면 어떻게 될까? 근력과 근지구력이 약해서 가뜩이나 몸을 지탱하기 힘든데, 몸무게까지 무거우니 누워 있는 것 외에는 모든 것이 힘들어진다. 특히, 급속도로 체중이 늘어난 경우에 더 심하게 체력 하락을 느끼게 된다. 근육이 채 늘기도 전에 지방이 늘었기 때문이다.

지금까지 설명을 읽어보면 알겠지만, 다섯 가지 능력 중에서 압도적으로 중요한 능력은 없다. 다섯 가지 건강체력요소가 복합적으로 작용하여 체력을 만든다.

게임을 해본 적이 있는가? 게임에는 여러 캐릭터들이 나오는데, 그 캐릭터들의 능력치가 모두 다르다. 전사 캐릭터는 다른 능력치에 비해서 힘 능력치가 높고, 마법사 캐릭터는 지능 능력치가 높다. 게임에서만 이렇게 다른 것이 아니다. 실제 우리 인간도 이런 식으로 모두 능력치가 다르다. 어떤 사람은 근력이 좋고, 어떤 사람은 심폐지구력이 좋다. 그래서 딱히 운동을 하지 않아도 힘이 세거나, 오래달리기를 잘하는 사람들이 있는 것이다.

인간의 능력치를 건강체력요소의 오각형 그래프로 표현해볼 수 있다. 저질체력인과 정상체력인의 가장 큰 차이는 바로 이 오각형의 크기다. 저질체력인은 건강체력요소 오각형이 매우 작다. 즉, 내가 펼칠 수 있는 능력 자체가 너무 작은 것이다. 작은 오각형을 가지고 있다면, 일도 남들만큼 할 수 없다. 집에서는 늘 침대나 소파에 있다. 매일 피곤

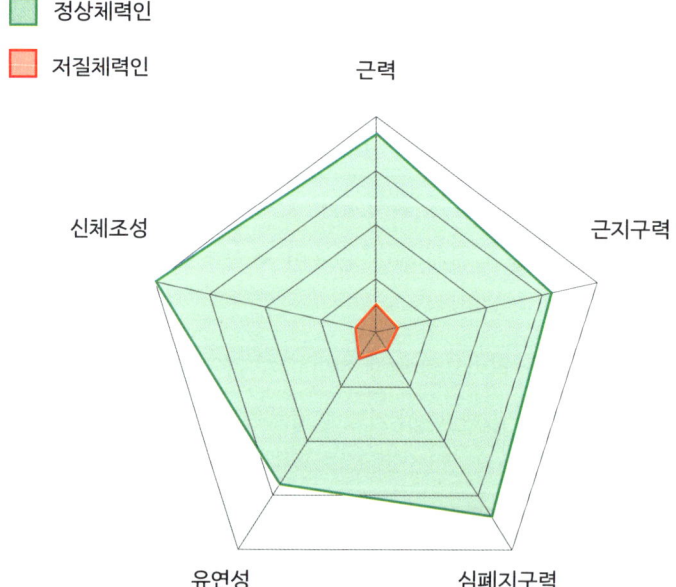

에 절어서 살게 되는 것이다. 즉, 생존을 위한 체력조차 부족한 사람이 된다. 반대로 체력이 좋은 사람은 오각형이 전체적으로 매우 크다. 이 사람은 하는 일이 힘들지 않을 것이다. 체력적 여유가 있어서다. 일이 끝난 후에 자기계발을 하거나 취미활동을 할 수 있다. 인생이 더 풍요로워지게 되는 것이다.

결국, 생존 체력을 키운다는 것은 이 오각형의 크기를 골고루 키워 나가는 것이다.

우리가 오해한 체력의 의미

저질체력인은 오각형의 크기를 최대한 키워야 한다. 그렇다면 어떻게 키울 수 있을까? 운동을 하기만 하면 오각형이 골고루 커질까? 우리가 체력을 키우고자 할 때 가장 혼란스러워하는 것이 바로 이 부분이다. 내 수강생들이 나에게 운동을 배우면서 자주 하는 얘기가 있다. "저는 다른 곳에서 운동을 해봤는데요. 그때는 체력이 올라간다는 느낌이 전혀 없었어요 근데 여기서는 3개월 만에 체력이 엄청나게 좋아졌다는 걸 느껴요." 이건 운동을 이상하게 가르친 트레이너의 잘못일까? 그럴 수도 있다. 하지만 운동을 배우는 사람이 '일단 아무 운동이나 하면, 체력이 올라가겠지' 생각해서 생긴 문제기도 하다.

사람들은 트레이너와 코치가 모든 운동을 가르칠 수 있다고 생각하지만, 그렇지 않다. 그들도 자신의 전문 분야라는 것이 있다. 의사도 이비인후과, 내과, 외과와 같은 전문 과목이 있듯이 말이다. 우리나라 피트니스 업계 트레이너와 코치 대부분은 보디빌딩을 잘한다. 몸을 예쁘게 만드는 데 특화되어 있다는 뜻이다. 이 중에서 소수가 재활과 체력 운동을 가르쳐줄 수 있다. 즉, 아무 생각 없이 운동을 시작하겠다고 생각하면, 대부분은 몸을 예쁘게 만드는 보디빌딩 운동을 하게 되는 것이다. 얼마 전 바디 프로필 사진 찍기가 유행한 것은 결코 우연이 아니다. 그래서 체력을 올리기 위해서 운동을 하고자 한다면, 그 목적에 맞는 운동 종목을 고르는 것이 중요하다.

예를 들어, 우리가 골프를 친다고 가정해보자. 골프를 치는 목적은 무엇일까? 재미다. 물론 골프를 치면, 치지 않았을 때보다는 체력이 올라간다. 하지만 체력이 계속 더 올라가진 않는다. 목적 자체가 체력 향상이 아니기 때문이다. 골프가 재미는 있겠지만, 체력 향상의 한계는 명확하다. 운동을 처음 하는 사람들이 부담 없어 보여서 필라테스를 선택하곤 한다. 필라테스는 체형 교정에는 아주 좋은 운동이지만 체력이 목적인 사람에게는 한계가 있을 수 있다. 실제로 운동 초보자들이 이런 실수를 많이 한다. 내가 어떤 목적으로 어떤 운동을 선택할지 생각하지 않는다. 그러다 수학 점수를 올리려는 사람이 영어학원에 가서 수학 점수가 오르지 않는다고 불평하는 꼴이 되고 만다.

이 세상에는 수백 가지의 운동이 있다. 내가 운동하는 목적을 잘 생각해야 한다. 어떤 운동은 재미가 목적일 수도 있고, 체형 교정이 목적일 수도 있다. 운동의 목적이 체력 향상이라면, 체력을 올려주는 운동을 해야만 한다. 물론, 어떤 운동을 하든 '부수적으로' 체력이 올라갈 수도 있다. 아무것도 하지 않은 것보다 나으니까. 하지만 일이 바쁜 저질체력인들은 그렇게 시간적 여유가 많지 않다. 그렇다면 '체력 향상을 목적으로 하는' 운동을 바로 시작하는 게 훨씬 효율적이지 않을까?

내 체력은 어느 정도일까

이 책을 지금까지 읽으면서도, '내 체력이 진짜 안 좋은 게 맞을까?'라는 생각이 들지도 모른다. 그래서 이번에는 체력 수준을 평가하는 시간을 가져보려고 한다.

내 체력 수준을 정확히 파악하기 위해서는 건강체력요소 다섯 가지를 모두 측정하는 것이 좋을 것이다. 하지만 우리에겐 그럴 시간도 없고, 그렇게 할 필요도 없다. 근력과 유산소 능력 두 가지만 확인해보자. 내 근력을 확인할 수 있는 가장 쉬운 방법은 바로 턱걸이다. 턱걸이 1개를 성공할 수 있는가? 불가능하다면, 근력 수준이 굉장히 낮은 것이다. "저는 몸무게가 너무 많이 나가서 못 하는 건데요?"라고 말하는 사람도 있을 것이다. 하지만 그것은 건강체력요소 중에 신체조성과 근력이 매우 좋지 않음을 뜻한다. 즉, 이것도 체력이 약한 상태이다. 체력이 좋은 사람은 90kg이 넘어도 턱걸이를 잘한다. 신체조성이 좋지 않더라도 근력이 월등하게 높기 때문이다.

그런데 턱걸이를 할 수 있는 여성은 굉장히 드물다. 그래서 여성들에게 제안하는 근력 기준은 바로 푸시업이다. 푸시업을 바닥에서 1회 할 수 있는가? 할 수 없다면, 근력이 매우 약하다고 생각할 수 있다. 그러면 "내 주변에 푸시업을 바닥에서 할 수 있는 사람, 한 명도 없는데요?"라고 말할 것 같다. 그건 주변 사람들 모두 근력 수준이 매우 낮은 것이다. 평균이 정상이 아님을 꼭 기억해야 한다.

유산소 능력이 좋은지 정확히 파악하려면, 실험 장비가 필요하다. TV에서 산소호흡기 같은 것을 끼고 러닝머신을 뛰거나 사이클을 타는 모습을 본 적이 있을 것이다. 하지만 그런 장비를 사용할 수 있는 일반인은 거의 없다. 그래서 조금 부정확하지만, 체크리스트를 확인하는 방식으로 내 유산소 능력을 파악해볼 수 있다.

다음의 리스트* 중에서 내가 몇 개에 해당되는지 확인해보자. 읽다보면 애매하다는 생각이 들 수도 있다. 애매한 경우에는 해당되는 것으로 간주하면 된다.

* 필립 매피톤, 《매피톤 건강법》, 인창식 옮김, 고려의학, 2004, 127~130쪽.

1. 피로
아침에 일어나기 힘든 경우, 오후에 심하게 처지는 경우, 하루 종일 피곤한 경우.

2. 혈당 스트레스
끼니를 거르거나 식사시간이 지체되면 쉽게 허기지고 불안한 경우, 단것이나 커피를 자주 찾게 되는 경우.

3. 체지방 증가
적정 칼로리를 섭취하는 식생활을 하면서 운동을 해도 계속 살이 쪄서 체중이 느는 경우.

4. 신체 구조물의 손상
쉽게 다치는 경우, 다친 곳을 또 다치거나 한곳에서 다른 곳으로 '옮겨 다니는 것처럼' 이쪽저쪽을 다치는 경우.

5. 월경 증상과 갱년기 증상
월경이 멈추거나 불규칙해지는 경우(월경 증상). 안면 홍조나 수면 장애와 같은 갱년기 증상이 발생하는 경우.

6. 지구력 감소
하루 종일 지속적으로 활력을 유지할 수 없는 경우.

7. 정신적 스트레스와 감정적 스트레스
우울증, 불안, 침울한 기분 등 증상이 생겼다가 없어지기도 하며, 증상이 지속적으로 나타나는 경우.

8. 불면증
종종 너무 피곤해서 쉽게 잠이 들지만, 한밤중에 잠에서 깬 후에 다시 잠들기 힘든 경우, 소변을 보기 위해 잠에서 깨는 경우(화장실을 가기 위해 깬다고 생각하지만 보통은 잠에서 먼저 깬 후에 화장실을 가야겠다는 생각을 함).

9. 혈액 순환 장애
손발이 찬 경우, 몸 여기저기가 모두 차갑게 느껴지는 경우, 정맥류 또는 치질이 생긴 경우.

10. 성기능 장애
성욕이 감소하는 경우(저녁때가 되면 너무 피곤해서 테스토스테론과 같은 성욕의 연료가 되는 호르몬의 혈중 농도가 낮아짐).

앞의 리스트 중에서 몇 개에 해당되는가?

2개　유산소 기능이 떨어지는 초기 단계.

3개　이미 유산소 허약으로 빠져들었을 가능성 있음.

4개 이상　이미 유산소 허약이 만성 상태일 수 있음.

내 체력 요소 중에 근력과 유산소 중에서 어떤 것이 문제가 있는가? 아마 둘 다 문제가 있을 것이다. 그렇다면, 이제 체력을 어떻게 길러야 할지 이야기해보자.

2
체력이 느는 원리

적당한 스트레스

사람들은 일반적으로 스트레스는 나쁘다고 생각한다. 하지만 적당한 스트레스는 우리를 더 강한 상태로 만들어준다. 현대인들, 특히 직장인들은 정신적 스트레스가 과하다. 반대로 육체적 스트레스는 거의 없는 상태이다. 육체적 스트레스가 너무 적어서 생기는 대표적인 문제가 바로 체력 저하이다.

우리 몸은 효율적인 것을 굉장히 좋아한다. 무언가를 사용하지 않으면 바로 퇴화시켜버린다. 쓰지도 않는 것을 계속 가지고 있으면 유지비가 많이 들어가기 때문이다. 여기서 말하는 유지비는 칼로리를 말한다. 칼로리 섭취가 쉽지 않았던 과거에는 이런 특성이 인간의 생존 확률을 높여주었다. 예를 들어, 어딘가에 고립되어서 움직일 수 없는 상황이라고 가정해보자. 먹을 것이라고는 천장에서 떨어지는 물뿐이다. 이런 상황에서 내 몸은 근육을 줄이고 뼈도 약하게 만들어버린다. 그러면 근육과 뼈를 강하게 유지할 때 필요한 칼로리를 덜 소모할 수 있게 된다. 즉, 내가 지금 가지고 있는 체지방으로 더 오래 살아남을 수 있게 되는 것이다. 이게 바로 우리가 운동을 하지 않으면 힘이 약해지고, 체력이 약해지는 이유다.

우리는 움직이지 않으면, 근력과 근육이 퇴화한다. 이를 막기 위해서 우리가 할 수 있는 선택은 몸에 스트레스를 주는 것이다. 바로 운동으로 말이다. 운동을 통해서 내 몸에 '적당'한 스트레스를 주면, 전보다 더 강해진다. 내 몸에 스트레스를 계속 주다보면, '적당'했던 스트레스가 점점 스트레스처럼 느껴지지 않게 된다. 내 몸이 전보다 강해졌기 때문이다. 좀 더 강해지려면, 충분히 강해진 내 몸이 '적당'하다고 느끼는 스트레스를 줘야 한다. 바로 더 강한 스트레스로 말이다. 우리가 운동을 할 때 더 무거운 중량을 들고, 반복 수와 세트 수를 늘리는 이유가 바로 이것이다.

헬스장에 가서 운동을 하면 누구나 처음에는 근육량이 늘어나고 힘이 강해진다. 그냥 아무렇게나 해도 좋아진다. 하지만 이런 호사는 최대 3개월까지 누릴 수 있다. 그 이후에는 아무런 변화가 발생하지 않는다. 초보자들은 대부분 이걸 정체기로 착각한다. 하지만 사실 정체기가 아니다. 그저 스트레스를 늘리지 않아서 발생하는 현상일 뿐이다.

체력을 늘리기 위해서는 내 몸에 '적당한' 스트레스가 어느 정도인지 정확히 아는 것이 중요하다. 그래야 다치지 않고, 내 몸이 지속적으로 강해질 수 있다. 이 부분에 대해서는 4부에서 자세히 다루겠다.

체력이 느는 걸 막는 요인

운동을 시작한 사람들 중에서 3개월 이상 지속하는 사람은 전체의 10%도 안 된다. 이마저도 PT를 3개월로 끊어서 '강제로' 한 경우가 대부분이다. 헬스장의 6개월, 1년 회원권이 엄청나게 싼 이유는 10명 중 9명은 한 달도 안 돼 운동하러 나오지 않아서다. 체력을 향상시키기 위해서는 운동을 꾸준히 하는 것이 가장 중요하다. 왜냐하면 우리 몸이 강화되는 데는 시간이 걸리기 때문이다. 그런데 왜 우리는 스스로 운동을 지속하지 못할까?

가장 큰 이유는 바로 체력이 없어서다. 이렇게 말하면, '이게 무슨 말장난이야?'라고 생각할지도 모른다. 하지만 이게 팩트다. 체력이 낮은 직장인은 퇴근 시간이 되면, 오전보다 더 충동적으로 변하게 된다. 플로리다 주립대학교의 로이 바우마이스터 교수가 제창한 '자아 고갈 Ego Depletion' 이론에 따르면, 인간의 자기 통제력은 무한하지 않고, 근육처럼 사용할수록 소모되는 한정된 자원이다. 즉, 우리가 아침에 일어난 이후에 하는 결정, 유혹에 대한 저항 등은 우리의 의지력을 계속 고갈시킨다. 이런 이유 때문에 모든 인간은 아침보다 저녁에 더 충동적으로 행동한다. 그런데 체력이 떨어져 있는 사람은 그 정도가 더 심하다. 강철체력인에 비해 일상적인 활동에서도 더 많은 신체적, 정신적 에너지를 소모하기 때문이다. 그러니 퇴근하고 나면 이성적인 판단으로 운동을 하러 가기보다는 충동적으로 술 한잔을 하러 가고 친구를 만나러 가는 선택을 하게 된다. 그렇다면 어떻게 해야 운동을 습관화하고, 체력을 키울 수 있을까?

《아주 작은 습관의 힘》의 저자 제임스 클리어는 습관을 형성하기 위한 네 가지 법칙을 소개했다.*

1. 분명해야 한다.
2. 매력적이어야 한다.
3. 쉬워야 한다.
4. 만족스러워야 한다.

그렇다면, 이 법칙을 이용해서 운동 습관을 형성하기 위해서는 어떻게 해야 할까? 나의 제안은 이렇다.

1. 분명해야 한다.
   → 화요일, 목요일, 이틀은 무조건 헬스장에 출석한다.
2. 매력적이어야 한다.
   → 헬스장 출석할 때마다 '오운완' 인증을 한다.
3. 쉬워야 한다.
   → 운동을 꼭 1시간 할 필요 없다. 10분만 하고 간다.
4. 만족스러워야 한다.
   → 운동할 때마다 앱에 운동을 기록한다.

처음에는 아주 쉽게 시작해야 한다. 이게 가장 중요하다. 그리고 조금씩 어려운 것을 시도해보는 것이 좋다. 예를 들면 운동 시간을 10분에서 15분으로 늘리거나, 헬스장에 월수금 주 3회 출석하는 것과

* 제임스 클리어, 《아주 작은 습관의 힘》, 이한이 옮김, 비즈니스북스, 2019.

같은 것이다. 아마 이렇게 말하면, '저렇게 하면 운동 효과 하나도 없는 거 아니야?'라고 생각할 수도 있다. 하지만 초보자는 운동 효과를 생각할 때가 아니다. 운동을 습관화하는 것이 훨씬 더 중요하다.

운동을 처음 시작한다면, 너무 완벽하게 운동하려고 하지 말자. 그저 헬스장에 가서 딱 10분만 아무 운동이나 해도 괜찮다. 완벽한 운동법에 집착할수록 운동할 때 지켜야 할 것들이 너무 많이 늘어나기 때문이다. 이는 운동의 난이도가 올라감을 뜻한다. 운동 난이도가 올라갈수록, 운동 습관화에 성공할 확률은 더 낮아진다. 운동은 평생 해나가야 하는 것이다. 아무리 효과가 좋은 운동법이라도 지속하지 못하면, 내 체력을 올려주지 못한다.

헬스장에 나가는 것이 익숙해지면, 그때부터 이 책에서 소개하는 운동법을 하나씩 적용해본다. 그러다보면 나도 모르게 체력이 향상되었다는 사실을 깨닫게 될 것이다.

근력과 유산소 능력이 중요한 이유

파레토 법칙이라는 것이 있다. 일반적으로 80:20 법칙으로 알려져 있는 것이다. 원래의 의미는 상위 20% 사람들이 부의 80%를 가져간다는 뜻이다. 하지만 요즘은 중요한 20%가 전체 성과의 80%를 차지한다는 뜻으로 쓰인다. 예를 들어, 좋은 대학교에 가기 위해서는 고등학교 전 과목을 잘해야 할까? 국영수 위주로 잘하는 것이 좋을까? 후자가 답이라는 사실은 누구나 알고 있을 것이다.

그렇다면 체력은 어떻게 하는 게 좋을까? 체력을 효율적으로 올리기 위해서는 건강체력요소 다섯 가지를 전부 다 늘리는 것보다는 근력과 심폐지구력(유산소 능력) 위주로 운동하는 것이 좋다. 왜냐하면 우리는 먹고사느라 시간이 늘 부족하기 때문이다.

근력과 유산소 능력이 중요한 이유는 아주 간단하다. 우리 인간의 능력 중에서 가장 많이 약화된 능력이라서다. 이걸 이해하기 위해서는 수렵채집 시절로 거슬러 올라가야 한다. 그 시절 인간은 생존하기 위해 매일 사냥을 하고 먹을 것을 채집해야만 했다. 그래서 하루에 15km 정도를 이동했다고 알려져 있다. 아주 단순하게, 7.5km를 걷거나 뛰면서 이동해서 50kg 되는 사슴을 한 마리 잡았다고 가정해보자. 그러면, 다시 7.5km를 걸어서 돌아와야 한다. 그것도 50kg짜리 사슴을 짊어진 채로 말이다. 수렵채집인들에게 이 정도는 운동도 아니었다. 그저 일상이었다.

이렇다보니 수렵채집 시절의 원시인들의 뼈 강도는 현대의 오랑우탄 수준이라고 한다. 뼈가 강하다는 것은 그만큼 힘이 세다는 것을 의미한다. 뼈가 약한 상태에서는 근육이 강해질 수 없기 때문이다. 만약에 뼈가 약한 상태에서 근육만 강하다면, 근육의 수축만으로도 뼈가 부러질 수 있다.

근력과 유산소 능력 중에 더 중요한 것을 묻는다면, 답은 근력이다. 이유는 앞에서 설명한 내용과 같다. 사무직 노동자라면 하루에 9시간 이상 앉아 있는다. 이로 인해서 근력이 매우 약화되었다. 유산소 운동을 제대로 하기 어려울 정도로 근력이 약화된 사람들도 많다. 정작 유산소 운동을 하는 자신은 이런 상황을 잘 모르겠지만 말이다.

'근력과 유산소 운동만 하면 다른 능력은 늘지 않는 거 아닌가?'라고 생각할 수 있다. 이 부분도 크게 걱정할 필요가 없다. 극단적으로 근력 운동만 한다고 해도, 건강체력요소 다섯 가지가 함께 좋아진다. 왜냐하면 신체 능력은 서로서로 영향을 미치기 때문이다. 근력 운동을 통해서 힘이 강해지면, 근육량이 늘어나고 체지방이 줄어든다. 이건 신체조성이 개선되는 것을 의미한다. 근력 운동을 통해서 힘이 강해지면, 가벼운 무게로 운동을 더 많이 반복할 수 있게 된다. 이건 근지구력이 개선된 것이다. 근력 운동을 열심히 하면 심장이 강하게 펌프질을 하게 된다. 이로 인해서 심장 근육도 발달해 심폐지구력이 향상된다. 근력 운동을 '제대로' 하게 되면 뻣뻣하던 몸이 부드러워진다. 유연성이 증가하는 것이다.

내 모든 능력을 기르려고 집착할 필요는 없다. 내 체력을 키우는 데 가장 중요한 역할을 하는 능력을 중점적으로 강화하면 된다. 그러면 나머지 능력은 따라오게 된다. 근력 운동을 중심으로 하고, 유산소 운동을 보조적으로 하자. 저질체력인에게 우선 이 두 가지면 충분하다.

체력을 늘리는 운동 | 2부

체력 증진을 위한 프리웨이트 / 프리웨이트 운동의 큰 분류 / 운동 난이도에 대한 이해 / 유산소 운동

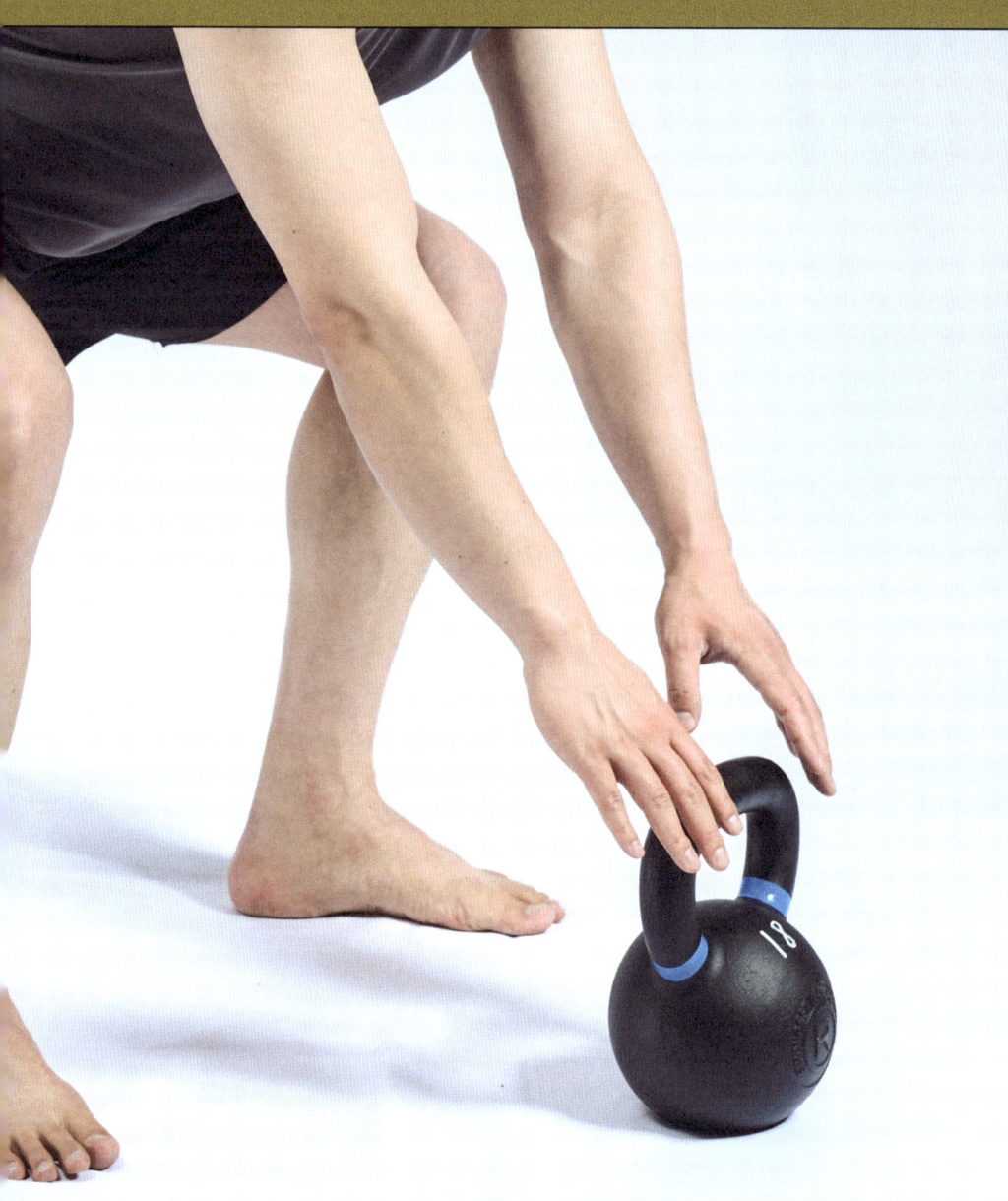

1
체력 증진을 위한 프리웨이트

운동기구의 두 종류

체력을 늘리기 위해서는 근력 운동을 주로 하고 유산소 운동을 보조적으로 해야 한다는 사실을 알았다. 그렇다면 근력 운동은 아무거나 해도 괜찮을까? 사실, 아무거나 하는 것이 아무것도 하지 않는 것보다는 낫다. 하지만 이걸 기억해야 한다. 우리는 늘 바쁘고 시간이 부족하다. 그래서 운동을 하는 데 방향성이 필요하다. 열심히 운동했는데, 별 효과가 없으면 얼마나 허탈하겠는가? 그래서 어떤 근력 운동을 해야 하는지 자세히 알려주려고 한다.

헬스장에 가면, 크게 두 종류의 운동기구로 나눌 수 있다. 바로 머신machine과 프리웨이트free weight이다.

프리웨이트는 말 그대로 자유롭게free 쓸 수 있는 운동기구weight이다. 대표적으로 덤벨, 바벨, 케틀벨 등이 있는데, 한 가지 기구로 여러 가지 운동을 할 수 있다. 예를 들어서 바벨을 사용한다면, 가슴 근육을 키우는 벤치프레스를 할 수도 있고, 하체 근육을 키우는 스쿼트를 할 수도 있다. 즉, 내가 사용하고 싶은 대로 사용할 수 있기 때문에 활용도가 무궁무진하다. 하지만 자유도가 높은 만큼 머신에 비해서 다루기가 조금 어렵다는 문제도 있다.

반대로 머신은 특정 운동을 하기 위해 고안된 기구다. 예를 들어, 헬스장에 가보면 체스트 프레스 머신이라는 게 있다. 이것은 말 그대로 가슴 근육(체스트)을 이용해서 미는 운동(프레스)를 하게 하는 머신이다. 이 운동기구로는 가슴 운동만 가능하다. 그래서 여러 부위를 운동하고자 한다면, 여러 가지 운동기구가 필요하다. 헬스장에 수많은 머신들이 채워져 있는 이유는 바로 이것이다.

그렇다면 프리웨이트와 머신 중에서 어떤 것이 더 체력 향상에 효과적일까? 바로 프리웨이트다.

프리웨이트의 장점

앞에서도 여러 번 이야기했지만, 바쁜 현대인들에게 가장 중요한 것은 효율이다. 적은 시간을 들이고도 더 큰 체력 향상을 이뤄내야 한다. 이를 위해서는 머신보다는 프리웨이트 운동을 하는 것이 더 효율적이다.

프리웨이트는 모든 운동이 전신운동이다. 단순히 팔의 알통(이두근)을 만드는 덤벨컬을 하더라도 전신의 힘이 모두 사용된다. 덤벨을 들고 서 있는 자세를 유지하기 위해서는 다리의 힘와 코어의 힘이 필수적으로 사용되어야 하기 때문이다.

하지만 머신은 다르다. 이두근을 강화하는 머신은 팔을 제외한 다른 부위는 모두 머신에 고정하게 만든다. 이 상태에서는 몸에 힘이 들어가지 않는다. 오롯이 이두근에만 집중해서 운동하게 되는 것이다. 이건 이두근 만들기에서는 유리할지 몰라도, 체력을 키우는 데는 불리한 구조라고 할 수 있다.

전신운동 성격이 강하다는 것은 실전성 또한 높다는 뜻이기도 하다. 우리가 장바구니를 들고 집으로 돌아오는 상황을 생각해보자. 머신 운동을 하는 것처럼 몸이 어딘가에 고정되어 있는가? 아니다. 장바구니는 머신처럼 특정 각도로만 들어올릴 수 있는가? 그것도 아니다. 장바구니를 든 모습은 덤벨을 들고 있는 것과 유사하다. 즉, 우리가 일상에서 하는 모든 동작은 전신의 힘을 요구한다. 장바구니를 들어도 그렇고, 무거운 물건을 바닥에서 들어올릴 때도 그렇다. 그렇기 때문에 운동을 할 때도 우리 일상생활과 가장 유사한 형태인 프리웨이트를 하는 것이 좋다고 말하는 것이다.

프리웨이트에서는 한 가지 운동만으로도 3차원 움직임을 모두 강화할 수 있다. 스쿼트를 생각해보자. 프리웨이트인 백 스쿼트는 바벨을 짊어지고 앉았다 일어나는 운동이다. 이렇게 움직이는 것만으로도 우리 몸의 힘을 3차원으로 조절해야 한다. 자세히 말하면, 스쿼트 동작을 할 때 앞뒤(1차원), 양옆(2차원)으로 몸이 넘어지지 않도록 조절한다. 그리고 그 상태를 유지하면서 앉았다가 일어나야 한다(3차원). 백 스쿼트를 하는 동안에는 이 세 가지 조절이 동시에 일어난다. 하지만 머신 스쿼트는 1차원의 움직임이다. 앉았다 일어나는 동작(1차원) 외에 나머지 움직임은 할 수 없도록 고정되어 있기 때문이다. 모든 프리웨이트 동작에서 3차원 조절이 필요하다는 건 바로 앞에서 말한 것처럼 전신운동이라는 뜻이다.

프리웨이트에 대한 오해

프리웨이트를 하라고 하면, 다들 다칠까봐 걱정한다. 내 유튜브 채널에서도 머신 운동 하지 말고 프리웨이트를 중심으로 하라고 했더니 이런 반응이 돌아왔다.

"프리웨이트는 잘 다쳐서, 머신이 더 이득임."

"굳이 프리웨이트 해야 하나요? 난 프리웨이트 할 때마다 아픈데…"

사실 프리웨이트는 잘못이 없다. 내가 다치고 아픈 이유는 프리웨이트를 해서가 아니다. 난이도와 강도 조절을 실패했기 때문이다. 난이도와 강도는 서로 반대 관계이다. 운동의 난이도가 높으면 강도를 낮춰야 한다. 반대로 운동의 난이도가 낮으면 초보자라도 강도를 쉽게 높일 수 있다. 앞에서 프리웨이트는 3차원 조절이 필요하고, 머신은 1차원 조절만 하면 된다고 말했다. 많아도 2차원 조절이 끝이다. 프리웨이트가 머신 운동보다 난이도가 높은 운동이라는 뜻이다. 즉, 프리웨이트는 머신 운동보다 중량을 더 조심해서 올려야 한다.

이런 이유 때문에, 프리웨이트는 머신 운동에 비해서 더 긴 연습 기간이 필요하다. 그래서 아무것도 끼우지 않은 빈 바벨로 연습하는 기간을 길게 잡아야 한다. 하지만 대부분 연습을 하려고 하지 않는다는 게 문제다. 귀찮기도 하고, 빨리 운동 효과를 높이고 싶어서 성급하게 무게를 높인다. 자세 연습이 제대로 되지도 않았는데 무게를 높이면 어떻게 되겠는가? 어딘가가 아프게 된다. 게다가 사무직 노동자들은 몸 상태가 너무 좋지 않다. 코어는 무너져 있고, 어깨와 엉덩이 힘은 너무 약하다.

프리웨이트는 아무 잘못이 없다. 연습을 소홀히 한 나에게 잘못이 있다. 이런 이해가 제대로 되지 않은 상태에서 무게나 반복 수를 늘리면, 평생 자주 다치면서 운동하게 된다. 그리고 이런 상황이 지속되면, 보통은 '나는 운동만 하면 다치나봐…'라고 생각하면서 운동을 포기해 버린다. 병원에 가도 딱히 답은 없다. 병원에서는 운동 자세 연습을 시켜주지 못하니까 말이다.

　운동을 시작한 초기에는 강도를 높이면 안 된다. 초보자들이 가장 많이 하는 실수 중 하나다. 운동 효과가 없을 것 같다는 걱정을 하기 때문이다. 하지만 처음에는 운동 효과를 신경 쓸 필요가 없다. 중량이나 반복 수를 늘리는 것은 평생 할 것이다. 지금은 자세를 만들어야 하는 시기이다. 그러니 자세 연습에 초점을 맞추자. 가능하면, 최대한 자주 헬스장에 나가서 자세 연습을 해줘야 한다. 이렇게 하다보면 자연스럽게 운동 습관도 정착된다.

　이건 운전면허를 이제 막 딴 초보운전자의 상황과 똑같다. 초보운전자가 운전에 익숙해지기 위해서는 운전을 자주 연습해야 한다. 그런데 사람마다 상황이 다르다. A는 운전을 매일 해야 하고, B는 일주일에 한 번만 운전할 수 있다. A, B 둘 중에 누가 빨리 운전을 잘하게 될까? 당연히 매일 운전하는 A일 것이다. A는 한 달 정도면 운전에 완전히 익숙해질 것이다. 하지만 B는 1년이 지나도 초보 딱지를 떼기 어려울 것이다. 운동도 이와 마찬가지다. 매주 4~5일 동안 같은 운동 자세를 연습하는 사람은 자세가 정말 빨리 좋아진다. 반대로 주 2일 이하로 운동하거나, 초보자 때부터 분할 운동을 하면 자세 개선이 정말 느리게 된다.

2
프리웨이트의 큰 분류

인간의 기본 움직임

운동을 처음 시작하면, 어떤 운동을 하든 효과가 있다. 그래서 아무 운동이나 해도 체력이 전보다 좋아진다는 것을 느낀다. 어쨌든 운동량이 0에서 조금이라도 늘어났기 때문이다. 하지만 이왕이면 같은 시간을 투자했을 때 체력 향상 효과가 더 커야 한다. 그래야 운동을 하면서도 다른 일에 시간 투자를 할 수 있다. 운동이 취미라면 운동에 시간 투자를 많이 해도 괜찮겠지만, 운동이 취미인 사람이 이 책을 보고 있을 리가 없다.

    사람들은 일반적으로 효율적인 성장을 위해서는 부위별 운동을 해야 한다고 생각한다. 운동에 관한 TV 프로그램이나 유튜브에서 많이 나오는 말이기 때문이다. "나 오늘 가슴 운동 하는 날이야"라는 말은 한 번쯤 들어봤을 것이다. 이것은 보디빌딩적인 생각이다. 보디빌딩은 몸body을 만드는building 운동을 말한다. 즉, 몸을 보기 좋고 예쁘게 만드는 것이다. 보디빌딩에서는 분할 운동법이라는 것을 많이 한다. 예를 들어, 월요일에 가슴 운동, 화요일에 팔 운동, 수요일에 등 운동, 목요일에 하체 운동, 금요일에 어깨 운동을 하는 것을 분할 운동이라고 한다.

여기서 주목해야 하는 것은 분할을 하는 방법이다. 우리 몸을 마치 정육점의 고기 부위 나누듯 나눠놓았다. 왜 그런 걸까? 이유는 간단하다. 보디빌딩은 누구 몸이 더 멋지고 예쁜지 겨루는 스포츠이기 때문이다. 그래서 겉으로 보이는 어깨, 가슴, 등, 하체, 복근, 팔과 같은 것을 기준으로 나눠놓은 것이다.

사람들이 분할 운동을 해야 한다고 믿게 된 이유는 너무 간단하다. 우리나라에는 보디빌딩 운동을 가르치는 사람이 정말 많기 때문이다. 정확한 수치는 알 수 없지만, 트레이너들의 약 80% 이상은 보디빌딩 운동을 가르친다고 보면 된다. 그래서 헬스장 광고 배너를 보면 전부 다 멋진 몸을 강조하고 있는 것이다. 탄탄한 체력을 강조하는 곳은 찾아보기 힘들다. 그래서 PT를 받아도 보디빌딩 방식의 운동을 주로 접하게 된다. 상황이 이렇다보니 체력 향상을 위해서 운동을 시작한 사람들은 '운동이 효과 없다'는 생각을 하게 된다.

이 책의 독자는 몸을 예쁘게 만들고자 하는 사람들이 아니다. 우리는 저질체력인이다. 더 나은 삶을 살기 위해 운동으로 체력을 키우고자 하는 것이다. 누군가에게는 더 나은 삶이 퇴근 후 소파에 누워서 시간을 낭비하지 않는 것일 수도 있다. 누군가는 일을 더 잘하기 위한 자기계발일 수도 있다. 이를 위해서는 보디빌딩적 사고로부터 벗어나야 한다. 그 시작은 부위별로 나눠야 한다는 이 생각을 깨는 것이다. 그래서 이 책에서는 부위별 운동으로 분류하지 않을 것이다. 가슴 운동, 하체 운동과 같은 생각은 잊어버리자. 대신 움직임으로 나눠서 생각할 것이다.

우리 인간이 하는 기본 움직임에는 네 가지가 있다. 이 움직임을 기반으로 운동을 하는 것이 체력 향상에 가장 효과적이다. 왜냐하면 운동 동작이 실제 일상생활에서 쓰이는 동작과 유사하기 때문이다. 네 가지는 다음과 같다. 밀기, 당기기, 스쿼트, 힙힌지. 이 네 가지 움직임은 따로따로 일어나지 않는다. 거의 대부분 복합적으로 일어난다. 예를 들어, 자동차 트렁크에 무거운 물건을 싣는다고 가정해보자. 힙힌지로 바닥에 있는 물건을 들어올린다. 그 후에 수평 당기기 동작으로 몸 가까이 붙인다. 트렁크에 얹은 후에는 수평 밀기 동작으로 물건을 깊이 밀어넣는다. 이와 같이 하나의 동작을 하더라도 여러 동작이 연계해서 일어나게 되는 것이다.

물론, 인간은 이 외에도 정말 많은 동작을 할 수 있다. 하지만 시간이 부족하니 가장 중요한 네 가지 움직임을 강화할 것이다. 이것은 마치 수능의 국영수와 같다. 그래서 네 가지만 잘해도 정말 많은 부분이 커버된다. 더 다양한 동작은 기본 움직임을 마스터한 후에 운동해도 늦지 않다.

밀기

밀기는 몸에 가깝게 붙어 있는 물건을 내 몸에서 멀리 떨어뜨리는 동작을 말한다. 아주 가벼운 그릇을 선반 위에 올려놓는 것부터, 아주 무거운 자동차를 뒤에서 밀 때 모두 사용된다. 물론 요즘 같은 세상에 자동차를 밀 일은 없긴 하지만 말이다. 밀기 운동을 하면 우리가 일상생활에서 무언가를 밀어내는 힘을 강화할 수 있다.

수직 위로 밀기

수직 위로 밀기는 머리 위로 물건을 들어올릴 때 사용하는 동작이다. 조금 더 쉽게 말해서 팔을 위로 뻗는 동작이다. 수직 위로 미는 힘을 강화하지 않으면, 무거운 물건을 위에 올려놓는 힘이 약해지게 된다. 그런데 현대에는 그럴 일이 별로 없어서 어쩌다 한 번씩 무거운 것을 위로 올리면 어깨를 다치게 된다. 우리 몸이 다치는 것은 근육이나 인대의 한계점을 넘을 때 발생한다. 운동을 할 때 다치는 원인도 이와 같다. 운동을 하지 않아서 근육이나 인대에 힘이 약하면 한계점 또한 낮다. 반대로 근육이나 인대의 힘이 강하면 한계점 또한 높기 때문에 오히려 잘 다치지 않게 된다.

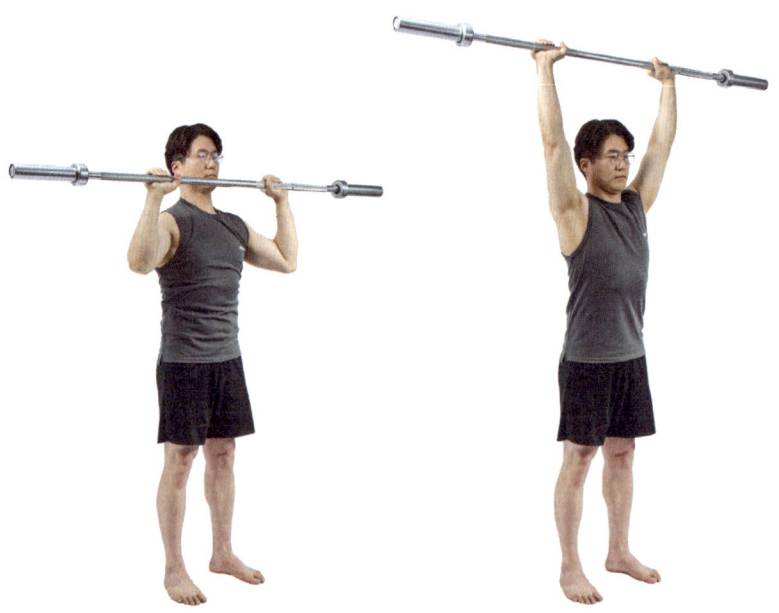

수직 위로 밀기를 강화하는 운동은 머리 위로 미는 동작을 강화하는 운동이 모두 포함된다. 대표적으로 바벨이나 덤벨을 위로 미는 오버헤드 프레스 동작이 있다. 일반적으로 어깨 운동이라고 알려져 있는 운동들이 대부분 수직 위로 밀기 동작이다.

수평 밀기

수평 밀기는 무언가를 내 몸 앞으로 멀리 밀어내는 동작이다. 그냥 팔을 앞으로 뻗는 동작부터, 수레를 미는 동작까지 모두 수평 밀기 동작이라고 볼 수 있다. 수평 밀기는 사실상 인간이 가장 많이 써야 하는 동작이지만, 현대인들은 키보드 자판을 치기 위해 손을 앞으로 약간 뻗어놓는 것이 전부다. 수평 밀기는 일반적으로 가슴 운동이라고 알려져 있다. 그런데 현대인들은 힘을 써서 미는 동작을 할 일이 없다보니, 가슴 근육이 굉장히 많이 약화되어 있다.

수평 밀기 동작을 강화하는 운동에는 내 몸 앞으로 무거운 무게

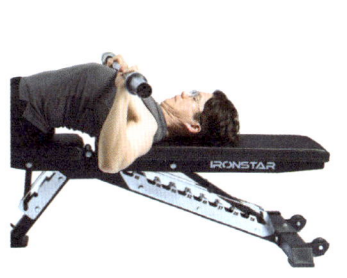
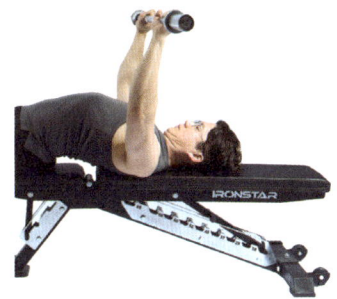

를 미는 모든 운동이 포함된다. 대표적으로 푸시업, 벤치프레스 등이 있다. 일반적으로 가슴 운동이라고 알려진 대부분의 운동이 수평 밀기 동작에 포함된다.

수직 아래로 밀기

수직 아래로 밀기는 흔히 하는 동작은 아니다. 그래서 쉽게 약해지는 동작이기도 하다. 우리가 일상생활에서 하는 수직 아래로 밀기는 의자 팔걸이를 손으로 잡고 의자에서 일어서는 정도뿐이다. 현실이 이러니 수직 아래로 밀기 동작의 대표인 딥스를 하면 10명 중 7명은 어깨 통증을 겪는다. 통증을 겪는 이유는 간단하다. 거의 해보지도 않은 동작을 연습하는데, '고중량'인 내 몸무게를 사용했다. 수직 위로 밀기에

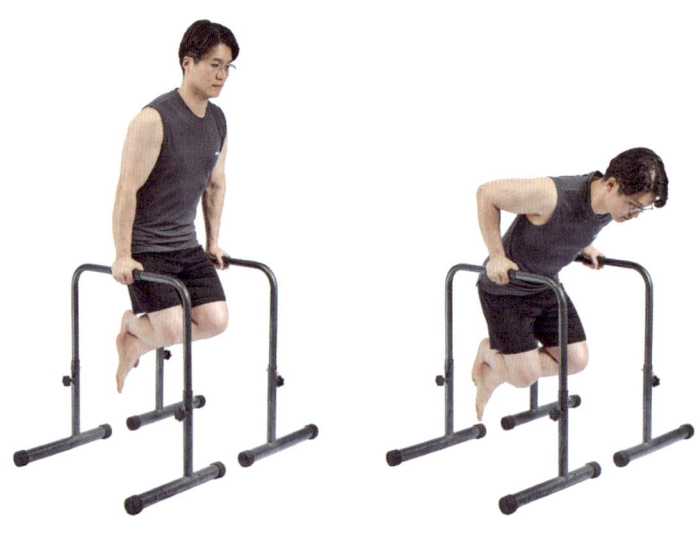

서도 설명했듯이, 우리 몸이 아픈 것은 우리 몸이 할 수 있는 능력 이상으로 몸을 썼기 때문이다.

지금보다 힘이 더 강하고, 평균 몸무게도 낮았던 20년 전에는 수직 아래 밀기를 못 하는 사람이 거의 없었다. 그 당시에 학교 운동장에도 평행봉이 있을 정도였다. 평행봉에서 하는 운동 중 하나가 바로 딥스다.

당기기

식당 문을 보면 '당기시오'라고 적혀 있는 곳이 많다. 아마 그 문구를 보고 실제로 당기는 사람은 많지 않다. 식당 주인은 이런 손님들을 보면 속이 탄다. 왜 우리는 당기라는 문을 그렇게 밀고 들어갈까? 사실 우리가 당기는 힘이 약해서다. 그냥 힘이 약하기 때문에 밀고 들어가는 것이다. 그러면 이렇게 생각할 것이다. '오 그럼 우리는 수평 밀기 힘이 강한 건가?' 아니다. 우리가 식당을 들어갈 때 팔로 밀고 들어가는 사람은 드물다. 몸통으로 밀면서, 다리 힘으로 밀면서 들어간다. 즉, 미는 힘도 약하고 당기는 힘도 약하다. 식당 문도 제대로 열지 못하는 현대인이라니 정말 슬픈 일이다. 아마 나중에는 자동문 없는 식당은 들어가지도 않는 세상이 올 것 같다.

당기기도 밀기와 마찬가지로 움직임을 나눠서 생각할 수 있다. 일반적으로 등 운동이라고 알려진 것들이다.

수평 당기기

식당 문을 당길 때 사용하는 움직임부터 생각해보자. 손을 앞으로 뻗어서 멀리 있는 문을 내 몸 가까이 당겨오는 것이다. 이 동작을 수평 당기기라고 한다. 운동에서는 '로우row'라고 하는데, '노를 젓는다'는 뜻이다. 카누를 타는 모습을 상상해보자. 카누 타면서 노를 저을 때는 노를 앞으로 밀지 않는다. 내 몸 쪽으로 당기는 동작만 한다.

수평 당기기의 대표적인 운동은 바벨 로우다. 로우라는 이름이 들어간 모든 운동은 수평 당기기 운동이라고 생각하면 된다.

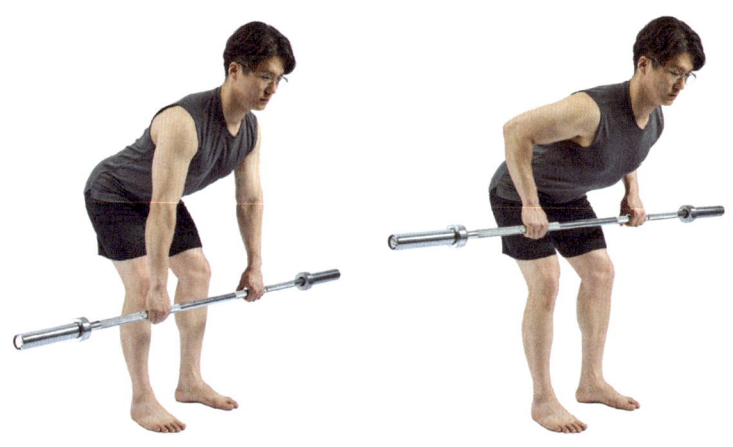

수직 당기기

과일을 따는 상황을 상상해보자. 키가 작은 나무에서는 손만 뻗으면 과일을 채집할 수 있다. 과거 수렵채집 시절에는 아주 높은 나무에 올라가서 과일을 따야 할 때도 있었을 것이다. 예를 들면 코코넛 같은 것들 말이다. 높은 나무에 올라가기 위해서 필요한 동작이 바로 수직 당기기다.

수직 당기기는 머리 위에 있는 무언가를 내 몸 쪽으로 당겨오는 동작을 말한다. 하지만 인류가 지금까지 살아오면서 머리 위에 있는 무언가를 내 몸으로 당겨오기 위해 '힘을 쓴' 것은 최근 몇백 년 정도밖에 되지 않을 것이다. 도르래가 개발되기 전에는 이런 동작을 할 일이 없었기 때문이다. 중력 덕분에 위에 있는 것을 가져올 때 굳이 힘을 쓸 필요가 없었다. 그래서 우리 인류는 수렵채집 시절부터 지금까지 바닥에 있는 내 몸을 위로 올릴 때 수직 당기기 힘을 썼다. 무협 사극을 보면 남의 집 담벼락을 넘어가는 모습을 본 적이 있을 것이다. 그게 바로 수직 당기기를 한 것이다!

수직 당기기의 대표적인 운동은 턱걸이다. 턱걸이는 아래에 있는

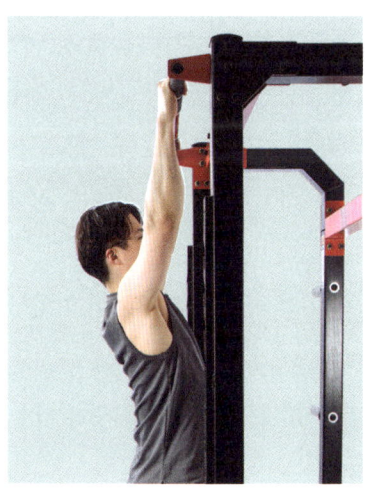
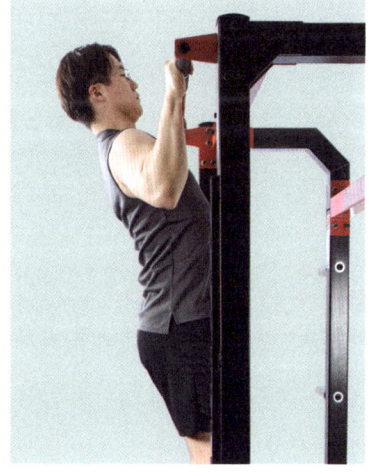

내 몸을 위로 들어올리는 운동이다. 요즘은 턱걸이 못 하는 사람이 많아서 랫 풀 다운이라는 머신운동도 많이 한다. 이 운동은 도르래를 이용해서 머리 위에 있는 것을 내 몸 쪽으로 당기는 운동이라고 보면 된다.

스쿼트

고등학교 시절로 돌아가보자. 그 시절 '양아치' 형, 누나들이 항상 앉아서 담배 피던 자세가 있다. 맞다. 당신이 상상했던 쪼그려 앉는 그 자세가 바로 스쿼트squat다. 스쿼트는 인류가 휴식을 취할 때 사용하는 자세였다. 영어 사전을 검색해보면, 스쿼트가 '쪼그려 앉다'라는 뜻이다. 현대에 들어와서 운동으로 뜻이 바뀌었지만 말이다. 그런데 과거에 잘하던 스쿼트를 왜 우리 현대인들은 어려워할까? 바로 의자 때문이다.

과거 인류는 '푸세식' 화장실에서 일을 볼 때조차 스쿼트 자세를 취해야 했다. 하지만 지금은 의자처럼 생긴 변기에 앉는다. 게다가 하루 9시간 이상을 앉아서 보낸다. 여기서 조금만 더 생각해보자. 의자에 앉았을 때 고관절과 무릎의 각도는 대략 몇 도인가? 90도다. 직장인은 고관절과 무릎을 90도 이상 접는 동작을 하지 않는다는 것이다. 스쿼트를 제대로 하기 위해서는 무릎과 고관절이 약 120도 접혀야 한다. 게다가 허리는 평소에 서 있는 자세와 같이 쭉 편 상태를 유지하고 있어야 한다. 스쿼트를 하는데 허리가 제대로 펴지지 않거나, 무릎과 고관절이 120도 정도까지 접히지 않는다면, 허리와 무릎 통증을 겪을 가능성이 굉장히 높다.

"저는 허벅지가 길어서 스쿼트 원래 못 해요"라고 말하는 사람도 아마 있을 것이다. 그런데 우리가 아장아장 걸어다니는 아기 시절에는 모두가 스쿼트를 잘했다. 허벅지가 긴 아기도, 짧은 아기도 스쿼트를 잘했다. 왜냐하면 스쿼트는 애초에 우리 머릿속에 프로그래밍되어 있는 동작이기 때문이다. 선척적으로 하체 근육에 문제가 있다면 모를까, 오래 앉아 있어서 문제인 경우가 대부분이다.

스쿼트를 못 하면 무슨 문제 발생할까? 일반적으로 사람들은 하체 운동 중에 한 가지를 못 하는 것뿐이지, 별문제가 없을 거라고 생각할 것이다. 그렇지 않다. 스쿼트를 하지 못한다는 것은 크게 세 가지에 문제가 있을 수 있음을 시사한다. 코어, 엉덩이, 발목. 특히, 코어와 엉덩이 근육의 힘이 약한 경우가 그렇다. 그래서 FMS(Functional Movement System)라는 미국의 움직임 교정 단체에서는 움직임 검사 항목으로 딥

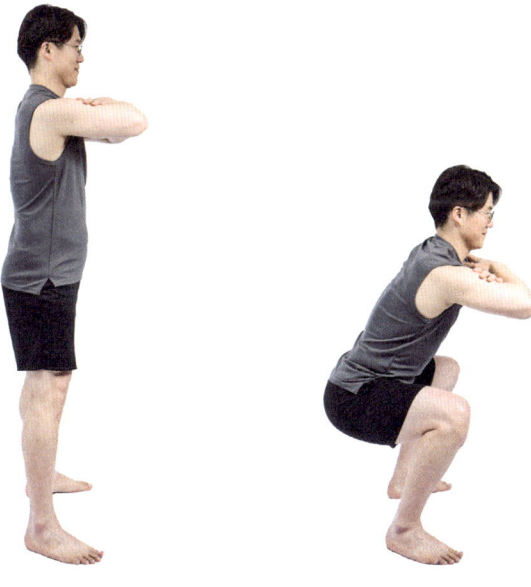

스쿼트(깊이 앉는 스쿼트)를 둘 정도다. 그만큼 인간에게 중요한 동작 중 하나다.

대표적인 스쿼트 운동은 전부 스쿼트라는 이름이 붙어 있다. 백 스쿼트, 저처 스쿼트, 고블릿 스쿼트 등이다. 일반적으로 허벅지 앞쪽인 대퇴사두근 운동으로 알려져 있다. 만약에 자신이 스쿼트를 제대로 하지 못한다면, 자세가 잘 나올 때까지 연습해야만 한다.

힙힌지

아장아장 걷는 아기가 바닥에 있는 물건을 주울 때 어떻게 하는지 아는가? 바로 힙힌지hip hinge 자세로 한다. 정확하게 허리를 펴고, 엉덩이를 뒤로 뺀 자세로 바닥에 있는 물건을 줍는다. 왜냐하면 바닥의 무거운 물건을 이렇게 들도록 이미 머릿속에 프로그래밍되어 있기 때문이다. 그런데 성인들에게 바닥에 있는 물건을 주우라고 하면, 허리를 둥글게 구부려서 줍는다. 이런 사람들에게 "힙힌지로 주워야 한다"라고 말하면, "저게 뭐야… 저 자세 진짜 웃기네"라고 반응할 뿐이다.

우리는 왜 그렇게 되었을까? 이유는 간단하다. 또 의자 때문이다. 장시간 의자에 앉아 있으니 엉덩이와 허리가 약해져서 힙힌지 자세가 어색하고 어려워졌다. 그래서 무거운 물건을 들 때도 허리를 둥글게 굽히는 것이다. 허리를 삐끗하는 사람들의 80% 이상은 무거운 물건을 들 때 힙힌지를 제대로 하지 않아서 그렇다. 무거운 물건을 많이 드는 공장에 힙힌지 동작을 하라는 표지판이 있는 것은 결코 우연이 아니다.

앞에 스쿼트에서 스쿼트 동작이 잘되지 않는 이유는 코어, 엉덩이,

발목에 문제가 있어서이며, 그중에서 코어와 엉덩이 근육이 약한 것이 가장 큰 원인이라고 말했다. 힙힌지 동작이 안 되는 원인도 이와 같다. 엉덩이를 뒤로 빼지 못하는 경우, 허리가 굽는 경우, 모두 코어와 엉덩이 힘이 약해서 그런 것이다.

'아기가 힙힌지 잘한다고? 아기들은 코어가 약하지 않나?'라고 생각하는 사람도 있을 것 같다. 개인적으로는 의외로 강하다고 생각한다. 정확히는 체중 대비 강하다. 아기는 체중이 굉장히 적게 나가기 때문이다. 게다가 아기들은 코어 운동을 하루 종일 한다. 갓난아기들이 하는 것을 생각해보면, 걷기 전에 그냥 누워 있는 것처럼 보일 것이다. 사실, 아기들은 태어나자마자 걸을 때까지 계속해서 코어 운동을 한다. 누워서 양 다리를 드는 행위, 팔을 드는 행위, 고개를 들고 여기저기 보는 행위, 몸을 뒤집고 기어가는 행위 모두 코어 운동이다. 이 운동

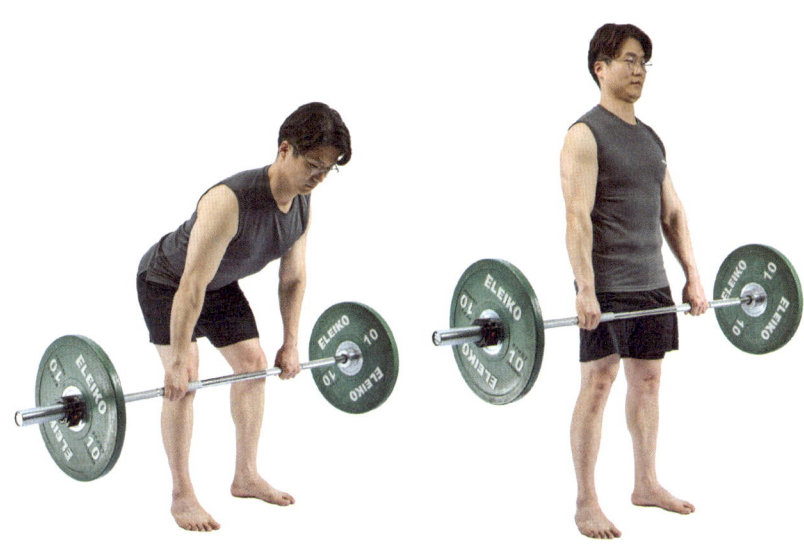

을 1년간 매일 쉬지 않고 한다. 이 과정을 다 거친 후에 걷게 되는 것이다. 아기들 머릿속에 힙힌지나 스쿼트 자세가 이미 프로그래밍되어 있다고 해도, 코어나 엉덩이 근육이 강하지 않았다면 자세를 자연스럽게 할 수 없었을 것이다. 그래서 지금의 사무직 노동자들은 아기들이 할 것 같은 아주 쉬운 코어 운동이 필요한 경우가 많다.

힙힌지 동작을 이용한 운동은 대표적으로 데드리프트, 루마니안 데드리프트, 케틀벨 스윙이 있다. 아주 기본적이고 좋은 운동이지만 난이도가 높다는 단점이 있다. 하지만 제대로 동작을 만들어낼 수 있다면, 직장인에게는 힙힌지 동작을 기반한 운동만큼 체력 향상 효과가 좋은 운동은 없다. 게다가 힙힌지 동작은 힘을 효율적으로 사용하면서 무거운 것을 들 수 있도록 만들어준다.

3
운동 난이도에 대한 이해

운동 레벨 이론

영어를 하나도 못하는 고등학생이 영어 공부를 시작하려고 한다. 이 학생이 고등학교 영어를 공부하면 이해할 수 있을까? 그러지 않을 것이다. 영어를 가장 빨리 배울 수 있는 방법은 바로 초등학교 과정인 알파벳부터 시작하는 것이다. 즉, 내 수준에 맞춰서 가장 쉬운 것부터 해야 한다. 그리고 익숙해지면 그때부터 조금씩 더 어려운 것을 해야 한다. 공부를 아무리 해도 실력이 늘지 않는 사람들은 대부분 이런 것을 고려하지 않는다. 그저 열심히만 하는 실수를 하는 것이다. 자신의 낮은 수준을 인정하지 못하는 경우도 있지만, 10명 중 8명 정도는 내가 어느 정도 수준인지 몰라서 그렇다.

운동도 다르지 않다. 학습 과정은 공부와 거의 동일하기 때문이다. 운동도 쉬운 것부터 어려운 것 순으로 해야 한다. 하지만 인터넷 세상에서 소개하는 운동 중에서 어떤 게 쉽고 어떤 게 어려운 것인지 알 수 없다. 그래서 초보자들이 주로 선택하는 것이 바로 머신 운동이다. 머신 운동은 앞에서도 설명했듯이, 체력 향상에는 효율이 떨어진다.

나는 사람들에게 '운동 레벨 이론'이라는 것을 자주 말한다. 이건 내가 만든 말이다. 초보자 때는 초보자가 하는 방법을 사용해야 하고, 고수는 고수가 하는 방법을 사용해야 한다는 말이다. 그런데 초보자들은 자꾸 고수가 하는 것을 따라한다. 그러다가 다치거나 운동 효과를 보지 못하는 경우가 많다. 고수가 유튜브에 나와서 하는 말의 대부분은 '그들 자신'을 기준으로 하는 것이다.

아마 자세 연습은 귀찮고, 운동 효과는 빨리 얻고 싶을 것이다. 그런 마음에 빨리 무게를 올리고, 고수가 하는 운동법을 따라하고 싶을 것이다. 하지만 이런 마음을 내려놓아야 한다. 초보자 때는 운동 효과를 생각할 필요가 없다. 처음에는 느린 것처럼 보이겠지만, 나중에 앞서 나가는 사람은 기초 연습을 탄탄히 한 사람이다. 어차피 무겁게 드는 것은 평생 할 것이다. 집중적으로 자세 연습하는 기간은 전체 운동 기간에 비하면 정말 짧다. 자세 연습을 해야 할 기간에 굳이 무게를 올리려고 하지 말자.

앞에서 예를 들었듯이, 운동은 운전하는 것과 같다. 많은 사람이 운전을 하지만, 운전을 오래 한다고 해서 누구나 카레이서와 같은 운전 실력을 갖지는 못한다. 그만큼의 운전 실력을 위해서는 의식적인 운전 연습을 평생 지속해야 한다. 운동도 마찬가지다. 다치지 않고 나에게 필요한 체력을 키우고자 한다면, 그만큼의 자세 연습만 해주면 될 것이다. 하지만 운동을 누구보다 잘하고 싶다면 의식적인 자세 연습을 평생 해야 한다. 마치 카레이서가 운전 연습을 평생 하듯이 말이다. 개인적으로는 계속해서 의식적으로 자세를 연습하길 추천한다. 내 실력이 늘어야 운동이 재미있기 때문이다. 운동에 재미를 붙일 수 있어야 평생 지속할 수 있다.

그렇다면 어떤 운동이 난이도가 낮고, 어떤 운동이 난이도가 높을까? 기본적으로 누워서 하는 게 난이도가 가장 낮다. 그다음에는 서서 하는 운동, 힙힌지 운동, 매달려서 하는 운동, 힙힌지 자세를 유지하면서 하는 운동 순으로 난이도가 높아진다.

참고로, 다음의 내용은 운동 효과에 대해서 다루는 것이 아님을 알아주길 바란다. 난이도가 낮다고 체력 향상 효과가 별로 없는 것이 아니며, 난이도가 높다고 더 효과가 좋은 것도 아니다.

난이도별 운동

누워서 하는 벤치프레스

누워서 하는 운동이 가장 난이도가 낮다. 코어가 약한 상태에서는 누워 있는 게 가장 쉽다. 사무직 노동자들은 대부분 코어 근육이 약하다고 말했던 것을 기억하는가? 그래서 다른 운동은 다 못해도, 누워서 자세를 취하는 운동은 큰 어려움을 느끼지 못한다. 코어 근육이 그렇게 강할 필요가 없기 때문이다. 앞에서 소개한 일곱 가지 운동 중에서 누워서 할 수 있는 운동은 벤치프레스가 유일하다.

서서 하는 백 스쿼트와 밀리터리 프레스

누운 자세 다음의 난이도가 바로 서 있는 자세다. 아기가 태어난 후 약

1년 뒤에 서서 걸어다닐 수 있다는 것을 생각하면, 누워 있는 것보다 서 있는 것이 훨씬 어렵다는 사실을 알 수 있다. 운동도 마찬가지다. 누워서 하는 운동보다는 서서 하는 운동이 더 어렵다. 더 강한 코어 근육이 필요하기 때문이다.

일곱 가지 운동 중에서 서서 하는 운동은 백 스쿼트와 밀리터리 프레스다. 정확히는 서서 시작하는 운동이다. 직장인들 중에서는 정확히 서 있지 못하는 사람들이 많다. 등이 굽어 있는 라운드 숄더부터 아랫배를 내밀고 다니는 스웨이백swayback까지 말이다. 이렇게 제대로 서 있지조차 못하는 가장 큰 이유는 바로 약한 코어 근육이다. 이런 사람들은 스쿼트를 할 때 제대로 내려가지 못하고, 밀리터리 프레스를 할 때 어깨가 불편하다.

그렇기 때문에 이 운동을 하기 전에 제대로 설 수 있는 몸부터 만들어야 한다. 전문가들은 이걸 "올바른 척추 만곡을 만들어야 한다"라고 말한다. 똑바로 설 수 있는 몸을 만드는 게 생각보다 쉽지 않다. 예를 들어, 가슴을 쭉 펴서 올바른 상태와 유사하게 서 있다고 가정해보자. 이 상태를 8시간씩 유지하면서 돌아다닐 수 있는가? 아마 없을 것이다. 단순히 '자세를 신경 쓰는 것'만으로는 올바른 자세를 계속 유지하기 어렵다. 특히, 운동과 같이 중량을 싣는 순간 자세가 망가지는 경우가 대부분이다.

게다가, 내가 가슴을 쭉 펴고 선다고 해도 올바르게 척추 모양이 만들어질 가능성은 거의 없다. 그냥 겉으로 흉내만 내기 때문이다. 이걸 어려운 말로 '보상 작용'이라고 한다. 근골격계의 보상작용은 특정 관절이나 근육이 약화되거나 통증이 있을 때, 다른 부위가 그 기능을 대신하여 움직임을 만들어내는 현상이다. 라운드 숄더는 척추 중에서 흉추(갈비뼈가 붙어 있는 등뼈)가 굽은 것인데, 라운드 숄더를 가진 사람들은 가슴을 펴면 흉추만 펴질 거라고 생각하지만, 실제로는 요추가 뒤로 과도하게 꺾이는 경우가 많다.

그렇다면 올바로 서기 위해서는 어떻게 해야 할까? 바로 '기초' 코어 운동을 해야 한다. 여기서 주목할 것은 '기초'다. 여러 코어 운동 중에서 가장 쉬운 코어 운동부터 해야 한다는 뜻이다. 이 운동은 3부에서 소개하겠다.

힙힌지 자세로 하는 데드리프트

서서 하는 운동 다음으로 어려운 운동이 바로 힙힌지 자세로 하는 운동이다. 대표적으로 데드리프트가 있다. 데드리프트를 하다가 허리 통증을 겪어본 경험이 다들 있을 것이다. 내가 유튜브에서 데드리프트를 하라고 하면, 허리가 아파서 할 수 없다는 댓글이 정말 많이 올라올 정도였다. 그래서 힙힌지 자세로 하는 운동들을 시작하기 전에 힙힌지 자체를 정말 많이 연습해야 한다. 힙힌지 자세를 취할 때 자세를 신경 쓰지 않아도 그냥 잘될 정도로 계속 연습해야 한다. 이렇게 되는 데만 약 2~4주가 소요된다. 하지만 제대로 연습하는 사람은 손에 꼽을 정도다. 그러니 데드리프트는 허리를 망가뜨리는 최악의 운동으로 치부하고 제외해버리곤 한다. 그게 쉽고 편한 선택이니 이해는 되지만, 정말 안타깝다.

맨몸으로 힙힌지가 잘되지 않는데, 힙힌지 자세로 무게를 드는 운동인 데드리프트가 잘될 가능성은 0에 가깝다. 그러니 반드시 힙힌지를 연습해야 한다. 최소 1년 동안은 워밍업으로 힙힌지를 하는 것이 좋다. 힙힌지 자세 연습법은 3부에서 자세히 설명하겠다.

힙힌지로 시작하는 데드리프트가 어렵다면, 다른 대안도 있다. 바로 루마니안 데드리프트다. 일반적인 데드리프트와 다르게, 백 스쿼트처럼 선 자세에서 시작한다. 이것만으로도 운동 난이도를 확 낮출 수 있다.

매달려서 하는 딥스와 풀업(턱걸이)

사무직 노동자들은 매달려서 하는 운동을 정말 어려워한다. 기본적으로 몸무게가 많이 나가고 힘도 약하기 때문이다. 몸무게와 힘, 둘 중에 하나만 문제여도 힘든데, 둘 다 문제니 엎친 데 덮친 격이다.

우리 주변을 한번 살펴보자. 정자세로 턱걸이가 가능한 성인 남성은 10명 중에 몇 명이나 가능할까? 아마 1~2명 수준일 것이다. 성인 여성은? 아마도 1천 명 중에 1명 정도 될 것이다. 하지만 과거 2009년도에 내가 읽은 책인《실전 보디빌딩》*에서는 성인 남성의 50% 이하가 제대로 턱걸이를 할 수 있다고 쓰여 있었다. 불과 15년 만에 상황은 완전히 바뀌었다. 그 당시보다 사람들의 근력은 확실히 하락했고, 몸무게는 확실히 상승했다. 그 덕분에 내가 돈을 벌고 있지만, 처참한 상황인 것은 분명하다.

앞에서 내가 체중도 체력에 중요한 요소 중 하나라고 이야기했다.

* 오경모, 장성필, 신군수, 김현준,《실전 보디빌딩》, 씨앤에스, 2008.

잠시 체중 이야기를 하고 넘어가자. 우리가 흔히 이야기하는 표준 체중은 어느 정도일까? 대한영양사협회에 따르면, 표준 체중은 아래와 같은 공식으로 구할 수 있다.

남자의 표준 체중(kg): 키(m) X 키(m) X 22
여자의 표준 체중(kg): 키(m) X 키(m) X 21

키가 178cm인 나를 기준으로 내 표준 체중을 구해보겠다. 1.78 X 1.78 X 22 = 69.7kg. 약 70kg이 내 표준 체중인 것이다. 그런데 나의 현재 체중은 85kg이다. 나는 중학교 때부터 과체중으로 살아온 것이다.

아마 다들 이 공식으로 계산을 해보고 놀랐을 것이다. 현재 과체중이 아닌 사람이 드물 것이니 말이다. 아마, 과거 한국 사람들의 영상이나 사진을 본 적이 있을 것이다. 지금 사람들과는 완전히 다른 모습이다. 지금 기준으로는 마른 몸이며, 배가 나온 사람도 드물다. 하지만 이게 정상적인 모습이다.

국내 성인 비만율은 32.5%라고 한다. 그중에 저질체력 사무직 노동자에 해당하는 30, 40대는 35%에 육박할 정도다. 전체 연령 중에서 가장 높은 비만율이다.* 이런 상태에서 근력까지 매우 떨어지니, 매달려서 하는 운동은 대부분 못 한다고 보면 된다. 게다가 딥스도 대부분 어깨 통증 때문에 하지 못한다. 턱걸이를 못 하는 원인과 같다. 힘은 약한데 몸무게는 지나치게 무거운 것이다. 이 상태에서 딥스를 하게 되면 어깨에 엄청난 무게가 실리게 되어 통증으로 나타난다.

* https://www.yna.co.kr/view/AKR20231018051000530

개인적으로 매달려서 하는 운동인 턱걸이와 딥스는 더 쉬운 운동에 속해야 한다고 생각한다. 하지만 저질체력이라는 현실 때문에 아주 어려운 운동이 되었다.

힙힌지를 유지하면서 하는 바벨 로우

사람들이 흔히 하는 운동인 바벨 로우이지만 난이도는 극상이다. 오래 앉아 일하는 사람들은 기본적으로 힙힌지 자세를 취하는 것이 어렵다고 말했다. 힙힌지 자세로 움직이는 데드리프트도 어려워하는 게 현실인 것이다. 그런데 힙힌지 자세를 '유지'하면서 해야 하는 바벨 로우는 데드리프트보다 더 어렵다.

아마 '나는 바벨 로우 잘되던데?'라고 생각하는 사람도 많을 것이다. 하지만 바벨 로우를 하는 것을 보면 힙힌지 자세를 제대로 유지하면서 하는 사람은 정말 드물다. 10명 중에 1명이 제대로 할 정도니 말이다. 그래서 데드리프트 자세가 제대로 나올 때까지는 바벨 로우를 권하지 않는다. 허리가 아파서 데드리프트를 포기한 사람도 바벨 로우는 하면 안 된다. 분명히 똑같이 허리가 아파질 것이다.

그럼에도 불구하고 수평 당기기 운동을 하고 싶다면, 거의 프리웨이트에 가까운 케이블 머신을 이용해보자. 이 기구를 활용하면 쉽게 로우 운동을 할 수 있다. 개인적으로는 벤치프레스에서 내 몸무게 정도의 중량도 들지 못한다면, 굳이 수평 당기기 운동을 할 필요는 없다고 생각한다. 왜냐하면 몸통 앞쪽 근육인 흉근과 전거근의 힘이 약하면 로우 운동을 해도 등 근육이 제대로 사용되지 않기 때문이다. 현대인은 기본적으로 상체 전면이 매우 약하다. 가슴 근육이 약하면 등 근육 또한 강해지기 어렵다.

4
유산소 운동

유산소 운동이 정확히 무엇?

우리는 움직일 때 에너지가 필요하다. 처음에 근육에 저장되어 있는 에너지를 사용하지만, 몇 초 안에 고갈되어버린다. 그래서 그전에 항상 보충을 해줘야 한다. 그래야 지속적으로 움직일 수 있다. 근육에 에너지를 보충해주는 역할을 하는 것 중의 하나가 바로 유산소 시스템이다. 이는 충전기에 비유할 수 있다. 충전기도 급속 충전기와 완속 충전기가 있듯이, 우리 몸에도 빨리 에너지를 공급하는 것과 천천히 에너지를 공급하는 것이 있다는 의미다. 유산소 시스템은 완속 충전기라고 이해하면 쉬울 것이다.

일반적으로 유산소와 무산소 운동으로 나눈다. 이는 산소를 사용하느냐(유산소), 사용하지 않느냐(무산소)에 따른다. 즉, 유산소 운동은 산소를 이용해서 에너지를 보충해주는 능력을 향상시키는 것을 말한다. 그러므로 유산소 운동을 제대로 하기 위해서는 유산소 시스템의 특징을 이해하는 것이 정말 중요하다. 여기서는 아주 간단히 설명하고 자세한 내용은 4부를 참조하기 바란다.

유산소 시스템은 에너지를 많이 생산하지 못한다. 대신 오랜 시간 생산할 수 있다. 얇고 길게 에너지를 생산한다고 보면 되겠다. 그리고 체지방을 소모해서 근육에 필요한 에너지를 생산한다. 그래서 살을 뺄 때, 유산소 운동을 많이 하는 것이다.

유산소 운동의 종류

유산소 시스템이 작동되는 조건에 맞춰서 운동을 하면 유산소 운동이 된다. 낮은 강도로 오랜 시간 지속할 수 있는 운동 말이다. 그래서 일반적으로 알려져 있는 근력 운동으로는 유산소 시스템을 강화하기 어렵다. 근력 운동은 강한 힘을 내야 하기 때문에 근육에 많은 에너지를 공급해야 한다. 그래서 오래 지속하기 어렵다. 실제로 해보면 알 것이다. 오래 지속하고 싶어도, 근육이 먼저 털려서 지속하지 못한다.

이런 특징이 있다보니, 유산소 시스템은 힘을 약하게 그리고 오래 사용할 때 주로 사용된다. 그래서 일반적으로 조깅이나 걷기, 천천히 자전거 타기 등이 유산소 운동으로 알려져 있는 것이다. 아주 느린 속도로 오랜 시간 운동하기 때문이다.

유산소 운동은 크게 두 가지로 나눌 수 있다. 저강도로 오래 하는 방식과 고강도로 짧게 하는 방식이다.

저강도로 오래 하는 방식

이 방법은 일반적으로 알려진 유산소 운동 방법이다. 아주 천천히 오래 달리는 조깅이 대표적이다. 그렇다고 조깅만 가능한 것은 아니다. 천천히 오래 지속할 수 있다면, 어떤 것이든 괜찮다. 조깅이 부담스러우면, 처음에는 걷기도 괜찮은 유산소 운동이다. 하지만 걷기 운동은 한두 달 내로 유산소 운동 효과가 없어질 것이다. 운동 강도가 너무 낮아지기 때문이다.

조금 더 생각해보자. 수영, 자전거, 계단 오르기 등이 있다. 물론, 이것도 자신의 체력이나 자세 숙련도에 따라서 유산소 운동이 불가능할 수도 있다. 하다가 금방 지치면, 내가 하기에는 운동 강도가 너무 높다고 보면 된다. 예를 들어, 스텝밀(천국의 계단)에서 계단 오르기를 한다고 가정해보자. 그런데 이 사람이 최대 3층까지만 올라갈 수 있는 체력을 가지고 있다면? 이 운동은 오랜 시간 지속할 수가 없으니 생각보다 유산소 운동 효과는 별로 없을 것이다. 수영도 마찬가지고, 자전거도 마찬가지다. 그러므로 어떤 운동이 더 우수한 유산소 운동인지 알아볼 필요는 없다. 개인적인 체력 상황에 따라 다르기 때문이다. 직접 해보고, 내가 오래 지속할 수 있는 운동을 찾아야 할 것이다.

이렇게 말하면, "저 오래달리기 못하는데, 오래달리기 잘하려면 달리기 연습을 해야 하는 거 아닌가요?"라고 말하는 사람도 있을 것 같다. 그 말이 맞다. 하지만 처음부터 오래달리기만 쭉 하는 것은 어려울 것이다. 이런 경우에는 걷기와 달리기를 조합하는 방식으로 운동을 하는 것이 좋다. 예를 들어, 오래달리기 한계가 1분이라면, 딱 30초만 천천히 뛰는 것이다. 그리고 2분 정도는 걷는다. 그리고 또다시 30초만 천천히 뛴다. 이걸 1~2주 정도 반복하다보면, 30초 뛰는 것이 거의 힘들지 않다는 생각이 들 것이다. 그때 달리기 시간을 조금 늘리고, 걷는 시간을 조금 줄이면 된다. 이런 방식으로 하다보면, 나중에는 계속해서 뛸 수 있게 된다.

고강도로 짧게 하는 방식(인터벌 트레이닝)

앞의 방식과 반대로 고강도로 짧은 시간 운동하는 방식의 유산소 운동도 있다. 일반적으로 인터벌 트레이닝interval training이라고 알려져 있다. 예를 들어서 달리기로 인터벌 트레이닝을 한다면, 20초 정도 최대한 빠르게 달리고 2분 정도 걸으면서 휴식을 취한다. 그 후에 다시 달리기를 최대한 빠르게 20초를 반복하는 식이다.

인터벌 트레이닝으로 운동하면, 짧은 시간에 유산소 운동 효과를 볼 수 있다. 그래서 많은 직장인들이 선호하는 방식이다. 일단 시간이 적게 드니까 말이다. 게다가 유산소 능력뿐만 아니라, 근력도 강해진다. 이렇게 보면 인터벌 트레이닝보다 좋은 운동은 없다는 생각도 든다.

하지만 어떤 운동이든 장점만 있는 운동은 없다. 인터벌 트레이닝은 저강도로 오래 하는 방식에 비해서 부상 확률이 높다. 왜냐하면 기본적으로 강도가 높기 때문이다. 인터벌 트레이닝을 하기 위해서는 높은 강도를 견딜 수 있는 몸이 되어야 한다.

뭐가 더 좋을까

아마 이쯤 되면, "유산소 운동은 둘 중에 뭐가 더 좋나요?"라는 질문이 나올 것이다. 처음에는 저강도로 오래 하는 방식을 하는 것이 좋다. 그 중에서 가장 덜 지루한 것으로 골라서 하면 된다. 유산소 운동의 가장 큰 단점이 지루함이기 때문이다.

이 방식을 추천하는 이유는 간단하다. 체력이 떨어져서 운동을 시작하고자 하는 사람은 근력이 매우 약한데, 인터벌 방식을 하기 위해서는 힘이 강해야 한다. 같은 달리기를 하더라도 빠르게 뛰어야 하기 때문이다. 힘이 약한 상태에서 인터벌 트레이닝을 하게 되면, 근육이 잘못 사용될 수 있다. 약한 근육들로 최대한 힘을 내야 해서다. 그러면 부상의 위험이 너무 커진다.

특히 달리기와 같이 체중을 이용하는 운동으로 인터벌 트레이닝을 하면 몸에 부담이 굉장히 심할 수밖에 없다. 몸무게가 무거운 사람이 하루 아침에 체중을 줄일 수는 없기 때문이다. 그래서 처음에는 저강도로 오래 하는 방식이 좋다고 말하는 것이다. 물론 단숨에 체중을 반으로 줄일 수 있다면, 달리기 인터벌 훈련 같은 방식을 이용해볼 수 있을 것이다. 하지만 이게 불가능하다는 사실은 모두 알고 있을 것이다.

그래서 인터벌 트레이닝을 하고자 한다면, 달리기 같은 운동보다는 기구를 이용하는 운동을 하는 게 좋다. 바로 케틀벨 스윙이나 로잉 머신 같은 것들 말이다. 이런 유의 운동은 무게 조절이 자유롭기 때문이다. 아주 가볍게 인터벌 트레이닝 방식으로 운동하면 유산소 운동 효과를 볼 수 있다. 하지만 이 정도 정보만으로는 유산소 운동을 어떻게 해야 할지 감이 잡히지 않을 것이다. 더 자세한 유산소 운동 방법은 4부에서 소개하겠다.

 참고로 이 책에서 알려주는 유산소 운동은 케틀벨 스윙이 전부다. 달리기, 수영, 로잉 머신, '천국의 계단' 사용법을 모두 알려주면 좋겠지만, 현실적으로 어렵다는 것을 이해해주길 바란다. 해보고 싶은 유산소 운동이 있다면, 책, 영상 등을 찾아보고 직접 트레이너에게 배워보는 것을 권장한다.

운동의 실전

3부

호흡법 / 준비운동 / 운동기구 잡는 법 / 헬스장 7대 운동 / 케틀벨 2대 운동 / 현실적인 운동 구성 / 체력을 위한 단 하나의 운동, 케틀벨 스윙

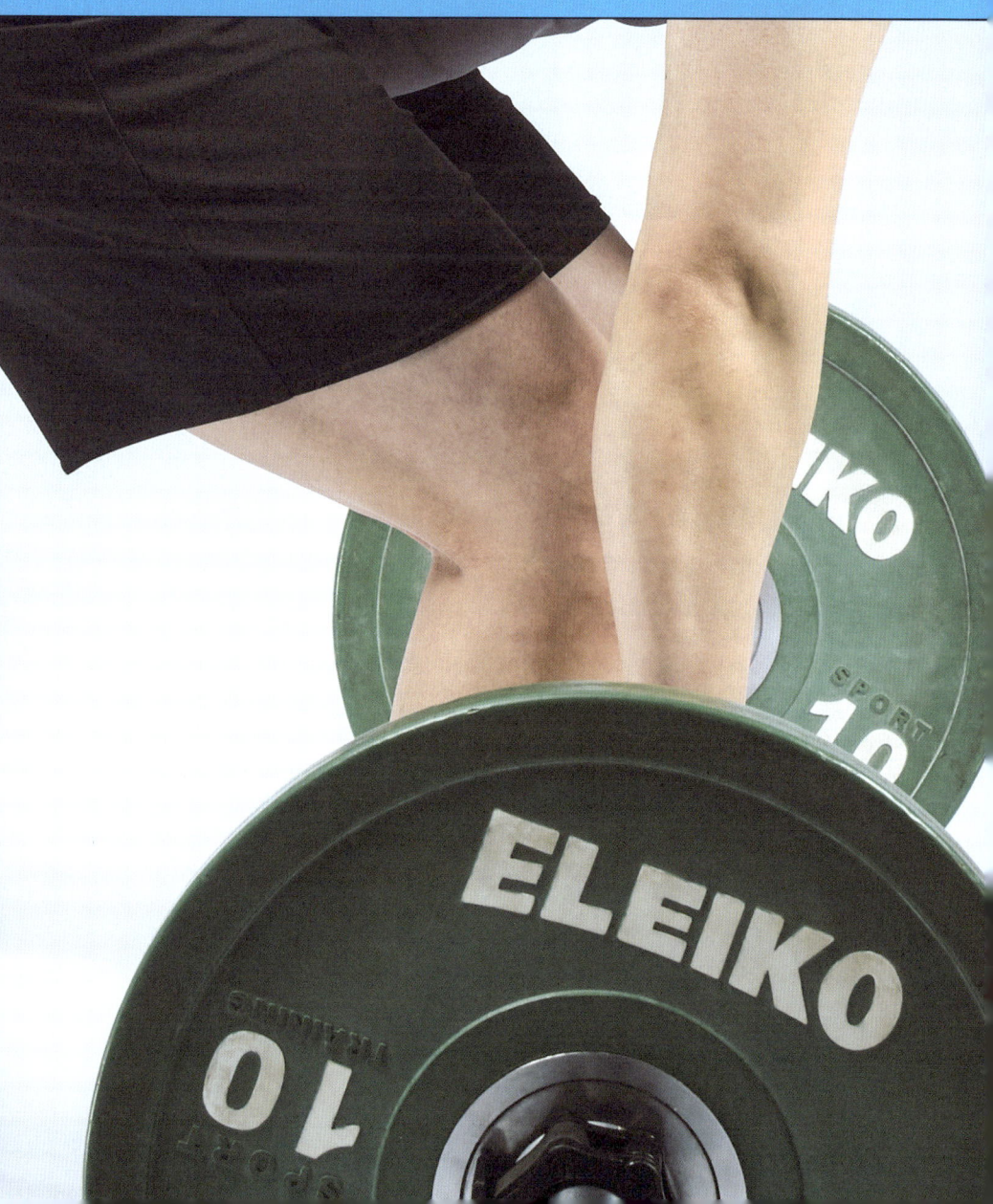

1
호흡법

호흡은 무조건 코로 한다

운동에서 호흡을 잘하는 것이 중요하다는 말은 들어봤을 것이다. PT 선생님도 강조하고, 유튜브에서도 그렇게 이야기한다. 그렇다면 어떻게 하는 것이 잘하는 것일까? 아주 간단하다. 코로만 숨을 쉬면 된다.

그런데 운동할 때 코로만 숨 쉬는 사람은 생각보다 찾아보기 힘들다. 운동기구를 들어올릴 때 내쉬고, 내릴 때 들이마시고. 아마 입으로 했을 것이다. 운동할 때 십중팔구는 무의식적으로 입으로 숨을 쉰다. 그렇다면, 왜 이렇게 하게 되었을까? 아마도 유튜브나 TV에서 그렇게 하기 때문일 거다. PT 선생님이 그렇게 가르쳐주기도 한다. "바벨을 밀면서 숨을 후~ 뱉으시구요. 내리면서 습~ 하고 들이마시세요." 이건 숨을 언제 들이마시고, 언제 내쉬어야 하는지 쉽게 알려주기 위해서 소리를 따라한 것이다. 오래달리기를 할 때 "습습후후"로 숨을 쉬라고 하는 것도 같은 이유다. 이렇게 해서 숨을 언제 쉬는지는 알려줬지만, 운동하는 모든 사람들이 입으로 숨을 쉬게 만들어버리는 문제를 만들었다.

운동할 때에는 코로 숨을 쉬어야 운동 효과가 더 좋아진다. 조금 더 자세히 설명하면, 코로 숨을 쉬어야 코어가 더 잘 작동된다. 그리고 회복 속도가 빨라진다. 아주 숨이 차서 더 많은 공기를 빨아들여야 하는 경우, 예를 들어, 마라톤을 뛸 때를 제외하고는 입으로 숨을 쉬지 않는 것이 좋다. 웨이트 트레이닝이나 저강도 조깅은 코로만 호흡을 해도 호흡량이 충분하다. 즉, 운동 강도가 높지 않으면 모두 코로 호흡을 해주는 것이 좋다는 뜻이다.

그렇다면 왜 코로 호흡하는 것이 중요할까? 코는 호흡을 위해서 존재하는 기관이기 때문이다. 반면에 입은 음식물 섭취와 의사소통이 주 기능이다. 호흡은 보조적인 기능일 뿐이다. 그래서 우리 몸은 코로 호흡을 했을 때, 호흡과 관련된 기능들이 더 잘 작동된다. 세포에 산소를 효율적으로 공급하는 것부터, 코어 근육을 작동시켜서 몸통을 안정적으로 만들어주는 것까지 말이다. 코 호흡의 중요성을 더 자세히 알고 싶다면, 패트릭 맥커운의 《숨만 잘 쉬어도 병원에 안 간다》를 읽어 보길 바란다.

복식호흡이라는 말을 들어봤을 것이다. 복식호흡은 우리 몸이 횡격막을 올바르게 사용해서 호흡을 하면 나타나는 현상이다. 즉, 숨을 쉴 때 자연스럽게 배가 부푼다는 것은 횡격막이 수축하고 있다는 것을 뜻한다.

복식호흡은 우리 몸의 코어를 최적의 상태로 작동시키게 만들어 준다. 우리 몸통은 윗부분과 아랫부분으로 크게 나눌 수 있다. 폐와 심장이 있는 흉강과 내장기관이 위치한 복강이다. 흉강과 복강 사이에 위치하고 있는 것이 바로 숨 쉴 때 사용되는 횡격막이다.

초등학교 때 폐 모형을 가지고 호흡 실험을 해본 적이 있을 것이다. 이 실험에서 유리종 아래에 있는 고무 막을 당기면 어떻게 되는가? 유리종 안에 있는 폐 모양의 풍선이 부풀어 오르게 된다. 우리가 숨을 들이마실 때도 이런 현상이 똑같이 일어난다. 횡격막이 아래로 내려가면 흉강의 공간이 넓어진다. 그리고 이 빈 공간을 채우기 위해서 폐에 공기가 들어오게 된다. 하지만 횡격막 아래의 복강은 반대의 현상이 나타난다. 횡격막이 아래로 내려가면 복강이 아래로 눌린다. 이로 인해서 복강 내부의 공간이 좁아진다. 이때 마치 주사기의 입구를 막고 피스톤을 누를 때처럼 복강 내부의 압력이 올라가게 되는데, 이걸 "복강내압이 올라갔다"라고 표현한다. 이걸 줄여서 "복압이 올라갔다"라고 말하는 것이다.

하지만 복강은 단순히 횡격막이 아래로 내려온다고 압력이 올라가진 않는다. 주사기 벽처럼 단단한 벽이 존재해야 복압이 올라가게 된다. 여기서 주사기 벽과 같은 역할을 하는 게 바로 코어 근육이라고 볼 수 있다(사실 횡격막도 코어 근육으로 알려져 있다). 즉, 호흡이 제대로 되어서 횡격막이 작동되어야 코어 근육인 복횡근, 골반기저근, 다열근과 같은 코어 근육도 '함께' 잘 작동될 수 있는 것이다.

그러면 복압이 올라간다는 것은 무슨 뜻일까? 간단하게 말하면 배와 허리 부분이 단단해진다는 것을 뜻한다. 이것은 크게 두 가지를 가리킨다. 첫째, 운동할 때나 일상생활에서 허리를 삐끗할 확률이 줄어든다. 두번째, 운동할 때 더 무거운 무게를 사용해도 다치지 않는다. 허리가 아픈 사람은 호흡만 잘해도 허리 통증이 줄어드는 경우가 정말 많다. 호흡을 잘한다는 것이 그 정도로 중요하다.

정리하면 이렇다. 복식호흡을 하면 허리 통증이 줄어든다. 그리고 운동을 안전하게 할 수 있게 된다. 이를 위해서라도 복식호흡을 제대로 할 수 있도록 해야 한다. 올바르게 복식호흡을 하기 위해서는 코로 호흡을 하는 것이 그 시작이다.

나는 호흡을 잘하고 있을까

이번에는 내가 호흡을 잘하고 있는지 확인해볼 것이다. 아주 간단한 테스트 몇 가지를 해보자.

먼저, 누워서 가슴과 배꼽 부분에 손을 댄다. 이 상태에서 코로 숨을 쉬어본다. 배만 움직인다면 호흡이 어느 정도 잘되고 있는 것이다. 가슴만 움직이거나 가슴과 배가 동시에 움직인다면 호흡이 좋지 않은 상태이다.

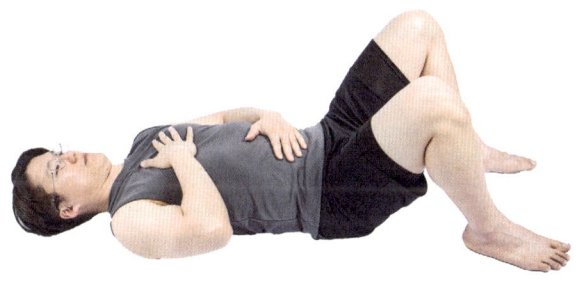

배만 움직이는 경우에 2차 테스트를 진행해보자. 크게 세 군데를 확인할 것이다. 누운 상태로 먼저 옆구리에 손을 댄다. 이 상태에서 코로 숨을 쉬어보자. 숨을 들이마실 때 옆구리가 잘 부푼다면, 호흡이 잘 되는 상태이다. 그렇지 않다면 호흡이 잘 안 되는 것이다.

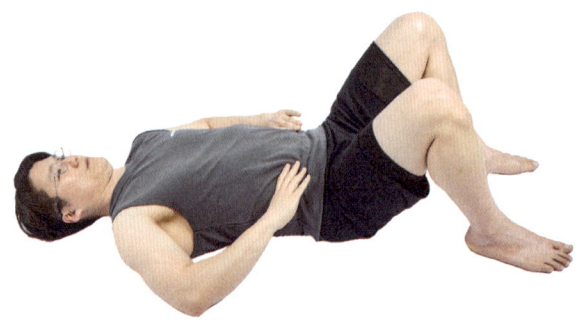

그다음은 아랫배에 손을 얹어보자. 이 상태에서 호흡을 해본다. 숨을 들이마실 때 아랫배도 잘 부푼다면 통과다. 아랫배가 부풀지 않고 윗배만 부푸는 경우도 있는데, 이것도 호흡이 좋지 않은 상태이다.

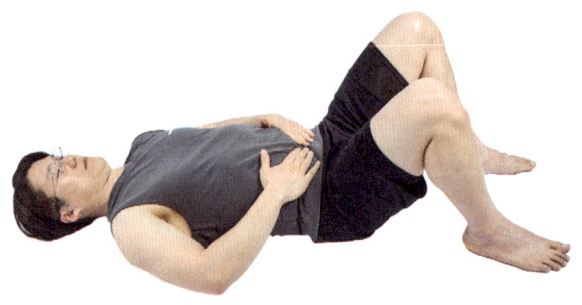

마지막으로 갈비뼈 하부다. 여기에 손을 댄 후에 호흡을 해보자. 숨을 들이마실 때, 갈비뼈가 옆으로 벌어진다면, 호흡이 잘되고 있는 상태이다.

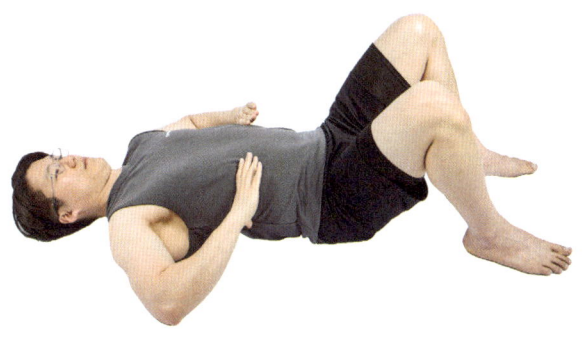

　2차 테스트까지 모두 통과한 사람은 호흡에 대해서 크게 신경 쓸 필요가 없다. 뒤에서 소개할 호흡 연습법도 참고만 하고 넘어가면 된다. 하지만 대부분은 통과하지 못할 것이다. 호흡을 잘하는데 저질체력이라고 느낄 가능성은 매우 낮기 때문이다. 지금까지 나를 찾아온 저질체력인들 중에서 호흡을 제대로 하는 경우는 매우 드물었다.

운동할 때 호흡법

호흡은 세 가지 법칙만 기억하면 된다. 혀를 입 천장에 붙이고, 코로, 느리게 숨을 쉰다.

　먼저 혀 세팅이다. 앞에서 소개한 잘못된 호흡을 하는 경우에는 혀 위치부터 제자리에서 벗어나 있다. 내 혀의 위치를 확인해보자. 어디에 있는가? 혀 전체가 입 천장에 붙어 있는가? 아니면 아래쪽 턱에 붙어 있는가? 혀의 앞, 중간, 뒤 전체가 입 천장에 붙어 있다면 정상적인 위치에 있는 것이다. 하지만 호흡을 잘하지 못하는 사람들은 혀가

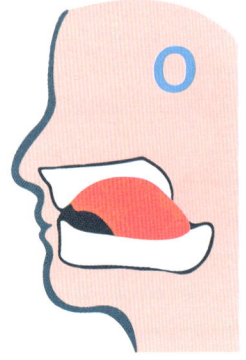 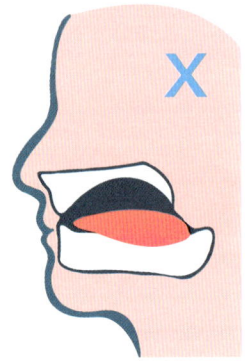

아래쪽 턱에 붙어 있는 경우가 많다. 혀를 제 위치에 돌려놓으면 비강과 기도가 열리게 되어 호흡이 더 원활하게 된다.

혀를 세팅했다면, 자연스럽게 코 호흡을 하게 된다. 입을 다물어야 혀 전체를 입 천장에 붙일 수 있기 때문이다. 그리고 숨을 천천히 들이마신다. 생각보다 더 천천히 들이마셔야 한다. 그래야 복식호흡을 잘하지 못하는 사람도 운동할 때 필요한 복압을 올릴 수 있게 된다.

서서 호흡 실험을 해보면 바로 알 수 있다. 먼저 옆구리에 손을 댄다. 그리고 혀를 세팅한 상태로 코로 '천천히' 숨을 들이마셔보자. 평소의 1/2 속도로 들이마신다고 생각하면 된다. 그러면 자연스럽게 배 옆구리가 부푸는 것을 확인할 수 있을 것이다. 반대로 빠르게도 해본다. 마치 코를 훌쩍거리듯이 짧고 빠르게 숨을 마셔보는 것이다. 배가 꿀렁꿀렁하긴 해도 부풀지 않는다는 사실을 알 수 있을 것이다. 이것은 횡격막이 제대로 작동되지 않아서 발생하는 현상이다.

호흡 방법을 알았다면, 실제로 운동할 때 적용해보면 된다. 다만, 조금 더 신경 쓸 것이 있다. 내가 다루는 무게에 따라서 호흡법이 다르다. 다루는 중량이 높고 반복 수가 8회 이하인 경우에는 숨을 들이마시고 참는 호흡법을 사용해야 한다. 예를 들어, 스쿼트를 할 때 내려가기 전에 숨을 들이마시고 참는다. 그리고 내려갔다가 다시 올라온 후에 참았던 숨을 내쉬는 것이다. 다루는 중량이 낮고 반복 수가 8회 이상인 경우에는 숨을 들이마시고 내쉬는 호흡법을 사용한다. 같은 스쿼트라도 이때에는 내려가면서 숨을 들이마시고, 올라오면서 숨을 내쉰다.

그래도 호흡이 잘 안 되면?

앞에서 설명한 대로 연습해도 복식호흡이 잘되지 않는 사람도 있다. 이런 경우에는 횡격막이 너무 뻣뻣하게 굳어 있는 경우라서 횡격막 스트레칭을 해줄 필요가 있다.

횡격막 스트레칭으로 내가 제안하는 방법은 바로 드로인draw-in이라는 운동을 하는 것이다. 우리 몸에는 복횡근이라는 근육이 있다. 드로인 운동을 통해서 복횡근이 강화되면, 장기적으로 횡격막이 뻣뻣해지지 않는다. 복횡근은 코르셋처럼 배를 조이는 역할을 하기 때문이다. 복횡근이 강해지면, 신경 쓰지 않아도 알아서 배가 살짝 조여 있게 된다. 이로 인해서, 횡격막은 계속 스트레칭된 상태를 유지한다. 마치 길쭉한 풍선 아래쪽을 내 손으로 움켜쥐면(복횡근 수축), 풍선 위쪽이 부풀어 오르는 것(횡격막 스트레칭)과 같은 원리다. 추가로, 허리 사이즈가 줄어드는 효과도 있다. 실제로 드로인을 해보면 순간적으로 1인치 정도는 줄어든다. 20~30분 뒤에는 원래대로 돌아오지만 말이다. 장기적으로 계속하면 1~2인치는 줄어든 허리를 유지할 수 있다.

드로인은 배를 홀쭉하게 만드는 운동이다. "뱃가죽이 등짝에 붙었다"라는 말을 들어본 적이 있을 것이다. 이걸 실제로 구현하려고 노력하면, 올바르게 드로인이 된다.

드로인 방법

1 다리를 90도로 굽히고 바닥에 편하게 눕는다. 이때 허리는 자연스럽게 바닥에서 떠 있는 게 정상이다.

2 배를 홀쭉하게 만든다.

3 이 상태를 10초 동안 유지한다. 이때 숨은 잠시만 참는다.

4 잠시 쉬었다가 반복한다. 총 3세트를 수행한다.

5 시간을 늘리는 것보다는 세트 수를 늘려서, 조금씩 운동량을 늘린다.

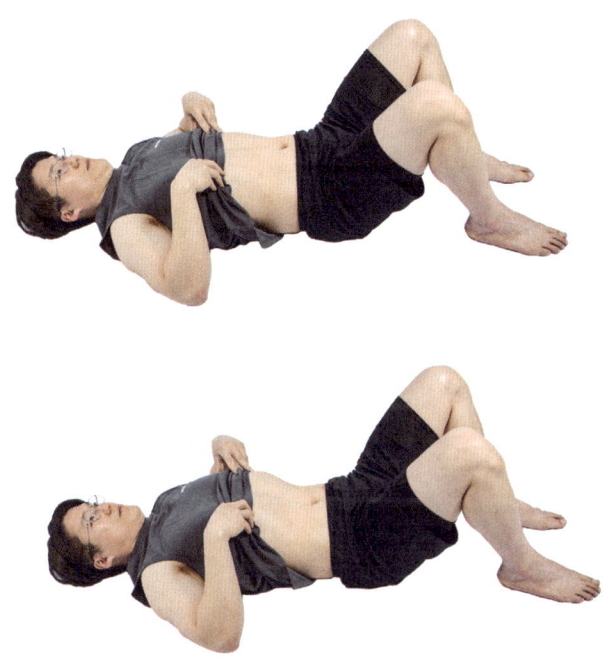

　올바른 호흡이 전제되지 않은 운동은 무의미하다. 프리웨이트, 코어 운동 모두 마찬가지다. 특히 코어 운동의 경우에는 올바른 호흡이 되지 않는 상태해서는 효과가 반토막 난다고 생각해도 틀리지 않을 정도다. 호흡은 코어 운동 외에도 회복과도 관련이 있다. 잠도 많이 자는데 만성피로가 심한 사람의 경우 호흡에 문제 있는 경우가 대부분이었다. 특히 비염 환자들이 그렇다. 이 내용에 관련해서는 마지막 5부에서 소개한다.

　여기까지 연습했다면, 호흡이 조금씩 잘되기 시작할 것이다. 호흡이 잘되기 시작했다면? 이제는 준비운동을 배우러 갈 차례다.

2
준비운동

왜 준비운동을 해야 할까

직장인의 평소 모습을 생각해보자. 모니터 앞에서 최소 8시간은 앉아서 일을 한다. 게다가 눈도 나쁘다. 그러니 글자를 잘 보기 위해서 얼굴은 점점 더 모니터에 가까이 간다. 이 생활 패턴이 굳어져서, 거북목, 라운드 숄더가 된다. 그리고 배, 허리, 엉덩이 근육은 심각하게 약해진다. 거북목과 라운드 숄더는 단순히 목과 등의 문제라고 생각하겠지만, 이것 때문에 팔이 수직으로 들어지지 않는 증상도 발생한다. 게다가 배와 엉덩이에 힘이 빠져서 허리가 뒤로 꺾이고 오리 궁둥이로 서게 된다. 허리가 뒤로 꺾이는 것을 '요추 전만'이라고 하고, 골반이 앞으로 기울어진 오리 궁둥이 상태를 '골반 전방경사'라고 한다. 그로 인해 허리 통증이 생기고, 햄스트링이 짧아진 듯한 느낌을 받는다.

앞에서 설명한 신체조성 다섯 가지 중 유연성이 떨어지는 상황이 벌어진 것이다. (정확하게는 유연성이 아니라 가동성이라고 말한다.) 유연성이 떨어지는 상태에서 성급하게 중량 운동을 하면, 어깨, 허리, 무릎을 다칠 수 있다. 그렇다면 스트레칭을 해야 할까? 나는 아니라고 생각한다. 개인적으로는 직장인들에게 스트레칭을 권장하지 않는다. 직장인들의 뻣뻣함은 몸의 힘이 약해져서 생긴 문제이기 때문이다. 코어, 엉덩이, 날개뼈 주변 근육이 모두 약해져서 유연성이 떨어진 것이다. 이때 우리가 해야 하는 것은 스트레칭이 아니라 운동이다. 적절한 준비운동을 통해서 코어, 엉덩이, 날개뼈 주변부 근육을 강화하고 그 근육을 사용하는 연습을 먼저 해야 한다. 그러면 자연스럽게 유연성이 개선되어 운동할 때 다치지 않게 되는 것이다.

이렇게 말하면, "그냥 전신운동 하면 되는 거 아닌가요?"라고 묻는 사람이 분명히 있을 것이다. 전신운동이라고 알려진 운동들은 우리 몸이 이상적일 때 하면 전신 근육이 골고루 쓰인다. 하지만 몸이 굽어 있고 허리 통증이 생겼다는 것은 이미 몸의 근육이 불균형적으로 사용되고 있다는 뜻이다. 이런 상태에서는 뇌에서 이미 선호하는 근육들이 존재하기 때문에 전신운동을 해봐야 불균형을 더 가속시킬 뿐이다. 준비운동은 나의 뇌가 선호하지 않는 근육들도 함께 사용할 수 있도록 만들어준다.

아마도 귀찮다고 준비운동을 하지 않는 사람들이 많을 것이다. 준비운동을 하지 않았다면, 근력 운동을 하지 말아야 한다. 시간이 없다면? 근력 운동 가짓수를 줄이더라도, 준비운동은 무조건 해야 한다.

저질체력인만을 위한 준비운동

지금부터 저질체력인 전용 준비운동을 소개한다. 3개월 자세, 힙힌지, 월 플랭크다. 이 운동들은 지금까지 수천 번의 수업을 하면서 골라낸 핵심 중의 핵심 준비운동이다. 준비운동은 3개월 자세 → 힙힌지 → 월 플랭크 순으로 하길 권장한다. 순서를 지키지 않아도 효과가 있긴 하지만, 효과를 극대화하기 위해서는 이 순서를 지켜주는 것이 좋다.

3개월 자세

먼저 코어 운동이다. 일반적으로 코어가 약하면, 자주 허리를 삐끗하거나, 만성적인 허리 통증을 느낀다. 그리고 다른 곳은 말랐는데, 배만 나오는 ET 체형이 된다. 이건 복부 지방이 쌓인 것도 원인이지만, 약한 코어 근육, 특히 복횡근의 약화도 한몫을 한다. 이 부분은 드로인 운동에서 설명했다.

그리고 여성들의 경우에는 허리가 뒤로 꺾이는 자세가 되기도 한다. 요추 전만, 골반 전방 경사라는 말을 들어봤을 것이다. 코어가 약하기 때문에 이런 자세가 나오는 것이다. 단순히 '전방 경사가 되지 않게 신경 써야지' 생각한다고 나아지지 않는다. 난이도가 낮은 기초 코어 운동을 통해서 자연스럽게 허리 모양이 좋아지도록 만드는 것이 좋다.

내가 제안하는 기초 코어 운동은 3개월 자세다. 이 운동은 생후 3개월 아기가 하는 자세를 형상화한 운동이다. 아기가 걸음마 전에 하는 동작은 대부분 걷기 위해 필요한 코어를 강화하는 효과가 있다. 누워서 팔, 다리를 움직이는 것부터, 구르고 기어다니는 모든 동작이 코어 운동이다. 코어가 약화된 저질체력인들은 아기가 하는 코어 운동부터 다시 해나가야 한다.

1. 의자나 벤치 위에 다리를 90도로 올려놓은 채로 눕는다.
2. 숨을 천천히 최대한 들이마신다. 이때 아랫배가 부풀어오르면 호흡을 제대로 한 것이다.
3. 숨을 잠시 참고, 한 다리씩 조심스럽게 의자에서 뗀다.
4. 숨을 천천히 그리고 얕게 쉬면서 자세를 유지한다. 이때 아랫배가 계속 부풀어 있는 상태를 유지해야 한다.
5. 허벅지 앞쪽, 고관절에 자극이 오거나, 배 전체가 아닌 배 가운데 왕王자 근육에 자극이 오면 다리를 내리고 휴식을 취한다.
6. 명치, 배 전체에 힘이 들어간다면, 잘하고 있는 것이다.

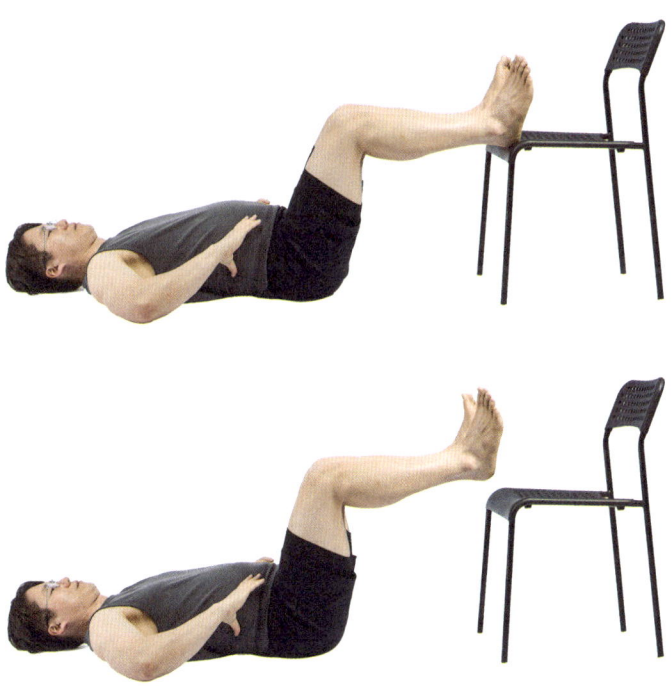

코크스크류

힙힌지를 배우기 전에 코크스크류corkscrew에 대해서 먼저 알고 가자. 코크스크류는 '외회전 토크torque'라고 알려져 있기도 하다. 코크스크류는 허벅지를 바깥으로 돌리는 동작을 말한다. 마치 와인 따개(스크류)로 와인의 코르크 마개를 따는 것처럼 허벅지를 바깥으로 돌려주는 것이다. 엉덩이가 약한 사람은 서 있을 때 허벅지가 만성적으로 약간 안쪽으로 돌아가 있다. 이 상태에서 스쿼트를 하면 무릎이 모이거나, 엉덩이에 힘이 들어가지 않게 된다. 뒤에서 배울 힙힌지나 데드리프트를 해도 마찬가지다. 엉덩이에 좋다는 운동을 아무리 해도 엉덩이에 자극이 오지 않는 경험을 해본 사람이 있을 것이다. 이런 사람들은 코크스크류를 하지 않아서 그런 경우가 정말 많다.

더 효율적으로 엉덩이와 햄스트링(허벅지 뒤쪽)을 강화하고 활성화하기 위해서 하체를 주로 사용하는 모든 운동에 이 동작을 해야만 한다. 단, 코크스크류는 엉덩이에 힘을 주는 동작이 아니다. 허벅지를 바깥으로 돌리는 동작이다. 그래서 엉덩이에 힘을 주려는 노력을 하면 운동 자세가 이상해지는 경우가 생기니 주의하자.

1 발 간격을 어깨너비로 하고 똑바로 선다.
2 양 허벅지를 바깥으로 돌린다.
3 이때 엉덩이에 힘이 들어가는 느낌이 들어간다면 잘된 것이다.
4 힘을 풀었다가 허벅지를 다시 돌리는 연습을 여러 번 해본다.

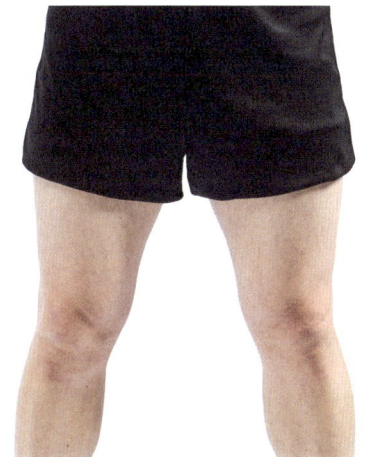

코크스크류 전

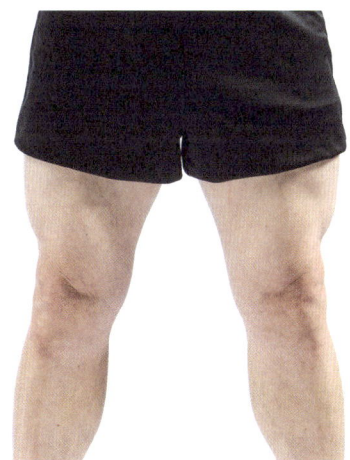

코크스크류 후

힙힌지

코어 운동을 통해서 우리 몸의 코어 근육이 활성화되었다면, 힙힌지 hip hinge를 통해서 엉덩이와 햄스트링 근육을 활성화할 차례다. 사무직 노동자들은 오래 앉아 있어서 코어와 엉덩이가 약해진다고 말했던 것을 기억하는가? 엉덩이와 햄스트링이 약화되면, 허리 통증이나 무릎 통증이 발생한다. 엉덩이가 약한데 왜 허리나 무릎이 아플까? 이유는 간단하다. 우리 몸은 하나의 팀을 이루기 때문이다.

학창 시절 '팀플(팀플레이)'을 할 때를 생각해보면 이해가 쉬울 것이다. 예를 들어 팀원이 다섯 명이면, 그중 한 명은 꼭 무임승차를 한다. 아무것도 안 하고 점수만 받으려는 친구다. 이런 상황이 벌어지면 무임승차를 하는 친구가 할 일을 누군가 해야 한다. 그러면 다른 네 명의 팀원들이 해야 하는 일이 늘어나는 것이다.

우리 몸도 똑같다. 하체를 움직이는 일을 할 때, 허리와 엉덩이, 무릎 관절은 한 팀이다. 그런데 엉덩이가 약해서 일을 못 하면, 결국 무릎과 허리가 엉덩이가 해야 할 일까지 맡아서 해야 한다. 잠깐 하는 거야 상관없지만, 이게 지속되면 무릎과 허리에 통증이 생기는 것이다. 평소에는 아프지 않다가 운동만 하면 통증이 생기는 것은 바로 이 때문이다.

엉덩이와 햄스트링이 약한 사람이 하체 힘을 주로 사용하는 스쿼트나 데드리프트를 하면 엉덩이 힘을 잘 쓰지 못한다. 허벅지 앞쪽이나 허리 쪽에 힘이 과도하게 들어가게 된다. 이런 몸 상태에서는 열심히 운동해봐야 오히려 엉덩이 근육은 상대적으로 더 약화되어, 허리나 무릎 통증이 발생하기도 한다. 이걸 막기 위해서는 힙힌지로 잠자고 있는 엉덩이와 햄스트링을 깨워줘야 한다. 먼저 엉덩이와 햄스트링을 사용하는 연습을 하는 것이다. 그 후에 하체를 주로 사용하는 운동을 해야 자세도 좋아지고, 엉덩이 근육도 더 빠르게 강화된다.

1. 의자나 벤치 앞에 선다. 두 발은 골반 너비로 벌린다.
2. 이때 정강이와 의자 사이의 거리가 1cm 정도가 되도록 한다.
3. 코크스크류를 한다.
4. 엉덩이를 뒤로 뺀 후에 1초 정도 정지한다.
5. 다시 일어선다.
6. 힙힌지 동작 동안에 발 앞이 뜨는 느낌이 들거나, 정강이가 의자에 닿으면 안 된다. 이 현상은 엉덩이를 뒤로 빼지 않고 아래로 뺐을 때 나타난다.

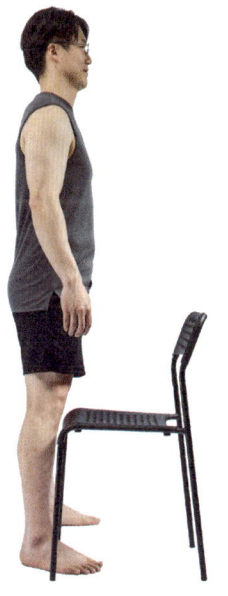
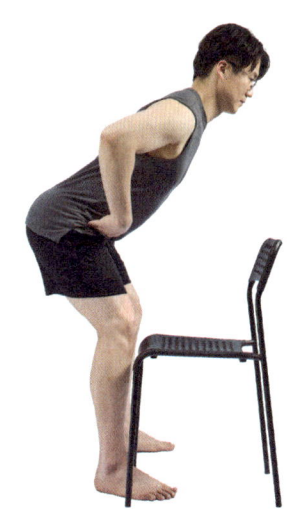

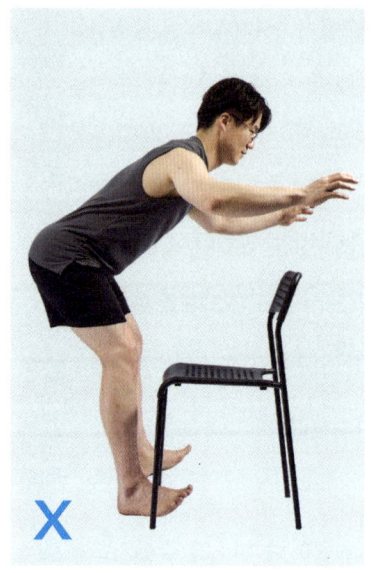 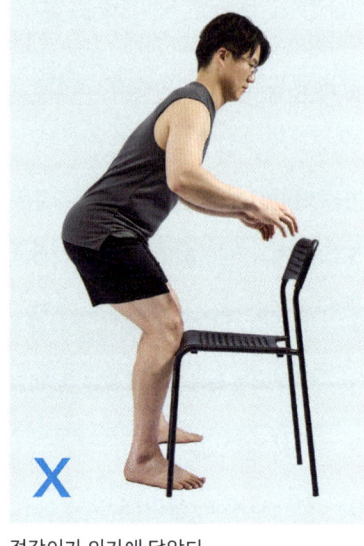

발 앞이 떠 있다.　　　　　　　　정강이가 의자에 닿았다.

　　힙힌지가 잘되었는지 확인하는 방법은 크게 두 가지다. 엉덩이를 뒤로 뺀 동작을 했을 때, 햄스트링이 당기는 느낌이 들어야 한다. 하지만 이것만으로는 조금 부족하다. 엉덩이를 뒤로 뺀 상태에서 무릎에 손을 받치는 자세를 해본다. '쇼트스톱 드릴short-stop drill'이라고 부르는 이 자세는 단체 사진을 찍을 때, 두번째 줄에 위치한 사람들이 취하는 자세와 유사하다. 이 자세를 취했을 때 무릎에 무게를 실을 수 있다면, 힙힌지 자세를 정확하게 했을 가능성이 높아진다.

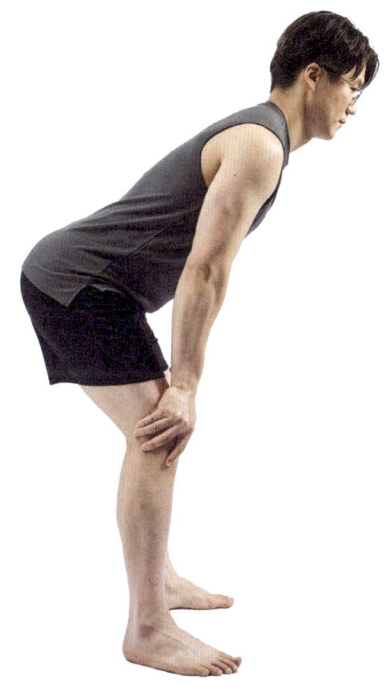

쇼트스톱 드릴

월 플랭크

마지막은 어깨 근육 활성화이다. 여기서 말하는 어깨 근육이라는 것은 날개뼈에 붙어 있는 모든 근육을 말한다. 팔을 수직으로 드는 데 조금이라도 불편하거나 억지로 드는 느낌이 든다면, 날개뼈 주변부 근육이 약화된 것이다. 그리고 이유 없이 어깨가 아픈 경우도 마찬가지다.

그중에서 특히 전거근이 약화된 경우가 정말 많다. 전거근은 복서의 근육이라고 알려져 있다. 복싱 선수들의 겨드랑이 부분을 보면, 갈비뼈 같은 무늬가 있는 모습을 볼 수 있다. 이건 갈비뼈가 튀어나온 게 아니라, 전거근이 수축된 모습이다. 사무직 노동자들은 팔을 앞으로 뻗는 힘을 쓸 일이 없다. 그래서 만성적으로 전거근이 약화되어 있다.

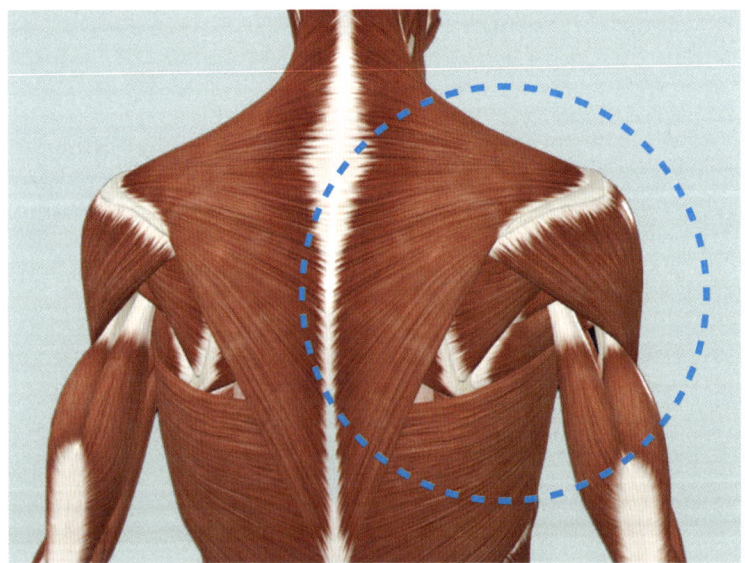

우리가 흔히 아는 등, 가슴, 어깨 근육은 사실 모두 '어깨 근육'이다.

이 문제가 심각해지면, 익상견갑으로 나타나기도 한다. 익상견갑은 주로 신경 손상이나 주변 근육 약화로 인해 날개뼈(견갑골)가 등 뒤로 튀어나와 날개처럼 보이는 상태다.

등이 굽은 사람들이 많은데, 그게 그 유명한 라운드 숄더와 거북목이다. 라운드 숄더와 거북목은 날개뼈 주변 근육이 약화되었을 때 나타나는 증상이다. 날개뼈 주변 근육은 등과 가슴 근육도 있지만, 목 근육도 있기 때문이다. 상체는 기본적으로 앞쪽이 무겁다. 척추를 기준으로 앞쪽에 모든 장기가 들어 있기 때문이다. 그리고 목은 머리의 뒤쪽을 지탱하고 있다. 이런 구조 탓에 상체의 힘이 약해지면 몸통이 앞쪽으로 굽어질 수밖에 없다.

이를 개선하기 위해서는 월 플랭크wall plank를 한 후에 근력 운동을 해야 한다. 날개뼈 주변 근육을 먼저 활성화시키면 근력 운동을 할 때에도 등 근육이나 가슴 근육이 더 효율적으로 강화된다.

1 벽에 팔꿈치를 대고 기댄다. 이때 주먹이 턱 높이 정도 오는 것이 좋다.
2 발을 살짝 뒤로 뺀 후에, 발 뒤꿈치를 든다.
3 팔꿈치로 벽을 밀어낸다. 이렇게 하면 벽은 밀리지 않기 때문에 몸이 뒤로 밀린다. 이때 등이 둥글게 말리지 않도록 주의한다.
4 이 상태에서 10초씩 3세트를 한다. 시간을 조금씩 늘리면서 하는 것을 추천한다.

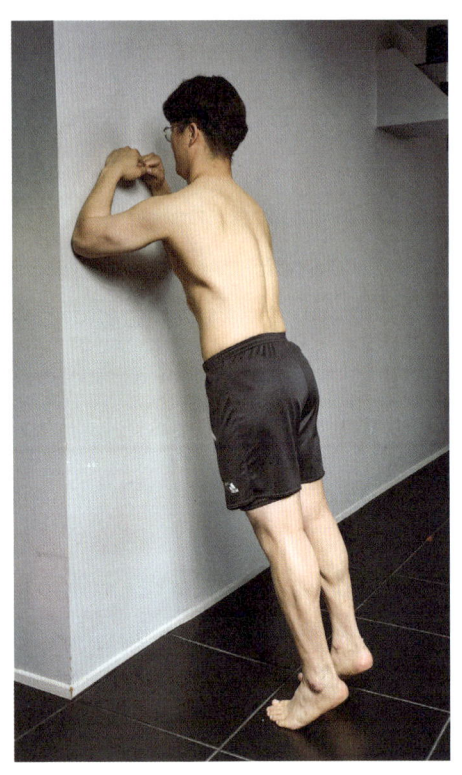

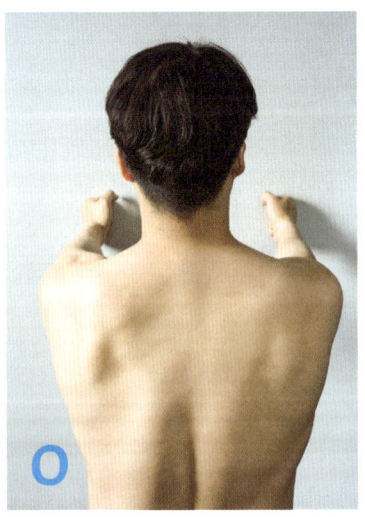
O

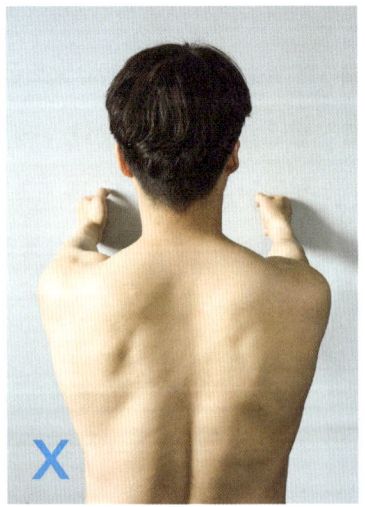
X

추천하지 않는 준비운동

내 수강생들의 70%가 직장인이다보니, 널리 알려진 코어 운동이 효과가 없는 경우가 많았다. 직장인들이 하기에 운동 강도가 너무 높거나, 오히려 해가 되기도 했기 때문이다. 그 운동들에 대해서 간단히 짚어본다.

바닥에서 하는 플랭크

플랭크가 쉬워 보이겠지만, 절대 만만한 운동이 아니다. 특히 어깨와 코어 근육이 매우 약화된 직장인들에게는 고강도 운동 중 하나다. 나의 수강생들 중에서 플랭크를 제대로 하는 사람은 단 한 번도 보지 못했다. 등이 과도하게 둥글게 말리거나, 엉덩이가 처지는 것과 같이 이상한 자세로 하는 경우가 대부분이다. 내가 제대로 된 자세를 가르쳐주고 잡아주더라도, 강도가 너무 높으면 자세를 제대로 유지하지 못한다. 코어 운동을 하더라도 코어 대신 다른 근육들이 작동된다. 이게 지속되면, 오히려 통증을 만드는 운동을 하게 되는 문제를 낳는다.

그래서 요즘 유튜브에서는 플랭크 대신, 누워서 팔다리를 움직이는 데드버그dead bug나 엎드려서 팔다리를 움직이는 버드독bird-dog을 추천한다. 하지만 이것도 몸통을 고정시킨 상태에서 팔다리를 움직일 수 있어야 한다. 그러니 강도 자체는 플랭크보다 낮지만, 운동 난이도 자체는 플랭크보다 높다. 플랭크가 제대로 되지 않는 사람이 데드버그와 버드독이 잘될 가능성은 0에 가깝다. 이런 이유 때문에 유명한 코어 운동들을 추천하는 게 아니라, 아무도 모르는 3개월 자세 같은 코어 운동을 추천한 것이다. 3개월 자세는 누워서 움직이지 않고 하기 때문에 운동 난이도와 강도 모두 낮다.

스트레칭

특히 목을 옆이나 앞으로 꺾는 목 스트레칭과 허리를 앞으로 숙여서 하는 햄스트링 스트레칭은 하지 않는 것이 좋다. 오래 앉아서 일을 하기 때문에 목 근육과 엉덩이 햄스트링이 약해진 상태에서 목과 햄스트링이 뻣뻣하다고 스트레칭을 하면 상황은 더 심각해진다. 목과 무릎이 오히려 더 아파지게 되는 것이다. 이 둘은 오히려 운동을 통해서 강화시켜야 할 존재들이다.

    우리는 뻣뻣하다는 말을 근육이 짧아졌다는 말과 동일하게 생각하곤 한다. 그렇지 않다. 근육이 원래 가지고 있어야 할 근육의 길이보다 짧아지거나 길어지면 근육은 뻣뻣해진다. 근육이 길어졌을 때 뻣뻣해지는 것은 마치 고무줄을 팽팽하게 늘렸을 때의 상황과 비슷하다고 보면 된다. 이 상태에서 더 늘리면 어떻게 되겠는가? 고무줄은 늘어나서 더 팽팽해지게 된다. 약해서 늘어난 근육도 이와 같다. 이미 늘어난 근육을 더 늘리면 근육이 더 뻣뻣해질 수밖에 없다. 아마도 '타이트 tight'라는 말을 번역하다보니 생긴 오해인 듯하다.

    그래서 엉덩이, 햄스트링 근육들은 늘리기보다는 수축시키는 운동을 해야만 한다. 거기에 필요한 운동이 바로 앞에서 소개한 세 가지 준비운동인 3개월 자세, 힙힌지, 월 플랭크이다.

3
운동기구 잡는 법

밀기 운동 할 때 잡는 법

본격적으로 운동을 배우기 전에 잡는 법부터 배워야 한다. '그냥 잡으면 되지, 잡는 방법이 따로 있나?' 솔직히 나도 예전에는 그렇게 생각했다. 그런데 직장인들을 가르치다보니 생각이 완전히 달라졌다. 제대로 잡지도 못하는 것이 바로 직장인의 현실이기 때문이다.

　밀기 운동과 당기기 운동의 잡는 방법이 다르다. 이걸 정확하게 하지 못하면, 근육이 정확하게 사용되지 못한다. 우선 벽을 밀어낸다고 생각해보자. 무언가를 밀 때 어디로 밀게 되는가? 바로 손바닥이다. 손바닥 중에서도 손꿈치로 밀게 된다. 이게 가장 핵심 포인트다. 조금 더 세세하게 말하면, 손바닥의 손꿈치 부분을 보면 두툼한 곳이 있다. 엄지쪽의 두툼한 곳을 엄지두덩, 새끼손가락(소지) 쪽의 두툼한 곳을 소지두덩이라고 한다. 미는 운동을 할 때에는 소지두덩으로 기구를 받치고 밀어야 한다. 그래야 손목 부상도 방지할 수 있고, 제대로 힘을 쓸 수 있다.

　그런데 우리가 자꾸 잘못 잡는 이유는 무엇일까? 운동기구의 잡는 부분이 둥근 손잡이이기 때문이다. 그래서 소지두덩으로 받친다는 생각보다는 그냥 아무렇게나 잡게 된다. 가장 흔하게 잘못 잡는 경우는 손잡이를 소지두덩보다 위쪽에 위치시키는 것이다. 이로 인해서 손목이 뒤로 과도하게 꺾이게 된다. 이는 손목 통증의 원인이 되며, 미는 힘을 제대로 쓸 수 없게 만든다.

그래서 밀기 운동기구의 손잡이를 잡을 때는 소지두덩으로 먼저 손잡이를 받쳐야 한다. 이걸 제대로 하면, 사진처럼 손이 살짝 안으로 돌아간 모양이 된다. 이 상태에서 손가락으로 손잡이를 눌러주기만 하면 된다. 이렇게 설명하면 손톱 혹은 손끝으로 손잡이를 누르는 경우가 많다. 이렇게 하기보다는 운동기구 손잡이에 지문 인식을 한다고 생각하고 손잡이를 눌러주는 것이 좋다.

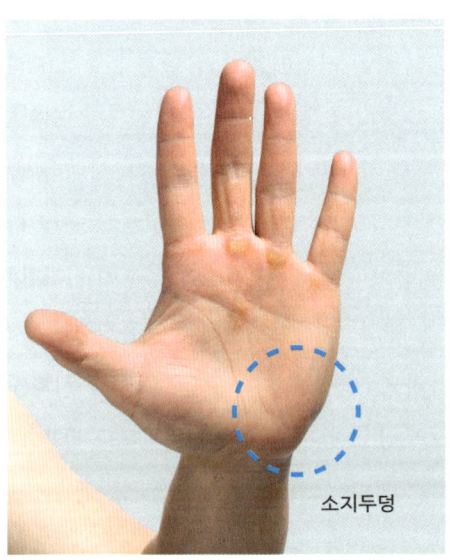
소지두덩

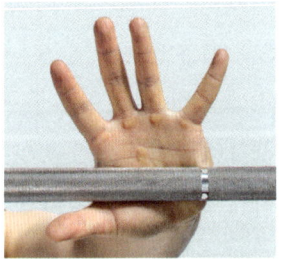

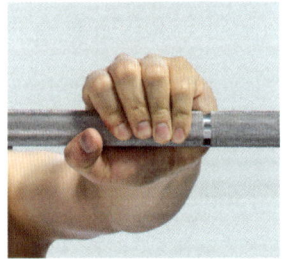

당기기 운동 할 때 잡는 법

이번에는 무언가를 당길 때를 생각해보자. 일단 잡을 곳을 찾을 것이다. 그리고 그곳에 손가락을 걸고 당겨올 것이다. 즉, 당기는 동작을 할 때에는 손가락이 중요하다. 손가락이 어딘가에 걸려 있어야 제대로 당길 수 있다. 하지만 정말 생각보다 많은 사람들이 손가락을 걸려고 하지 않는다. 오히려 여기서 소지두덩을 붙이고 당기는 경우가 정말 많다. 이런 식으로 하면 손목 통증이 발생할 가능성이 매우 높아진다. 게다가, 당기는 힘을 제대로 사용하지도 못한다. 당기는 운동을 할 때 등 근육을 사용해야 한다는 말을 들어봤을 것이다. 손가락을 제대로 걸지 않고, 소지두덩을 붙인 상태로 당기게 되면 등 근육을 제대로 사용할 수 없게 된다.

당기기 운동을 할 때 잡는 법은 아주 간단하다. 일단 손가락으로 후크를 만들어서 건다. 그리고 꽉 잡으면 된다. 이때 소지두덩까지 붙여야 한다고 생각하는 사람들이 생각보다 정말 많다. 그냥 걸어놓은 상태에서 꽉 잡는다. 그러면 자연스럽게 소지두덩은 떨어져 있을 것이다.

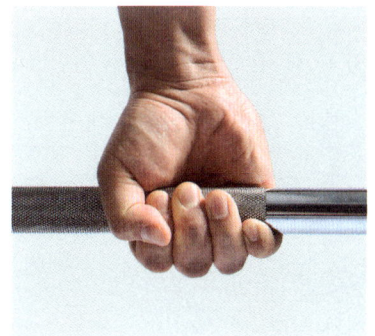 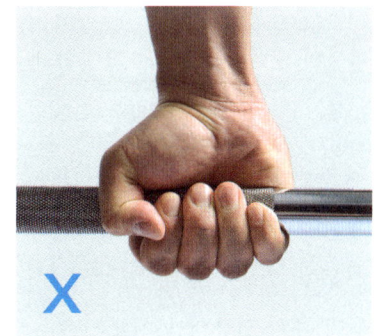

소지두덩을 붙이고 잡았다.

4
헬스장 7대 운동

왜 이 운동들부터 해야 할까

하루의 대부분을 앉아서 일하는 사람들은 움직임이 부족하다. 그러면 그 움직임을 만드는 근육의 힘도 줄어든다. 이로 인해서 체력이 떨어지고, 여기저기 통증이 생기는 문제가 발생한다. 이를 해결하기 위한 가장 근본적인 방법은 부족한 움직임을 채워주는 것이다. 바로 운동을 통해서 말이다.

물론 시간이 많다면 아주 다양한 움직임을 골고루 해주는 것이 가장 이상적이다. 하지만 우리는 늘 시간이 부족하다. 제한된 시간 안에 최대의 효과를 보기 위해서는, 가장 핵심적인 운동에 집중하는 전략이 필요하다. 그래서 내가 제안하는 것이 바로 '헬스장 7대 운동'이다. 이 일곱 가지 동작만 제대로 익혀도 인간이 할 수 있는 대부분의 핵심적인 움직임에 대응하고, 전신의 근력을 효과적으로 기를 수 있다.

많은 사람이 쉽다는 이유로 머신 운동부터 시작하곤 한다. 하지만 머신 운동은 기계가 정해진 궤적으로만 움직이도록 강제한다. 그래서 우리 몸의 협응력을 기르는 데는 한계가 있다. 내 전신의 근육을 발달시키는 데는 효율이 떨어진다. 반면, 바벨이나 덤벨을 이용하는 프리웨이트는 우리 몸이 스스로 균형을 잡도록 한다. 이 과정에서 목표 근육뿐만 아니라, 몸의 중심을 잡아주는 코어 근육과 관절 주변의 안정화 근육까지 함께 발달하게 된다. 즉, 프리웨이트를 배워야만 최소한의 운동으로 최대한의 전신 근력 향상 효과를 얻을 수 있는 것이다.

우리 인간의 근본적인 움직임은 크게 일곱 가지로 나눌 수 있으며, '7대 운동'은 각각의 움직임을 대표한다.

수평 밀기: 벤치프레스
스쿼트: 백 스쿼트
힙힌지: 데드리프트
수직 당기기: 턱걸이
수직 위로 밀기: 밀리터리 프레스
수직 아래로 밀기: 딥스
수평 당기기: 바벨 로우

이 일곱 가지 운동이 바로 전신 근육을 모두 발달시키는 데 필요한 최소한의 운동이다. 하지만 이 운동들에도 한계점은 있다. 몸통을 좌우로 회전시키거나 옆으로 굽히는 동작은 이 운동들만으로는 충분히 강화되지 않는다.

지금부터는 각각의 운동을 부상 없이, 효과적으로 수행하는 방법에 대해 자세히 알아볼 것이다. 또한, 아직 근력이 부족해 이 운동들을 바로 수행하기 어려운 사람을 위한 훌륭한 대안 운동도 함께 소개할 것이니, 조급해하지 말고 차근차근 따라오길 바란다.

벤치프레스

벤치프레스bench press는 상체 운동의 가장 기본으로 수평 밀기 움직임을 강화할 수 있다. 일반적으로 가슴 운동이라고 알려진 운동이다. 앞에서 사무직 노동자들은 몸통 앞쪽 근육이 약하다고 말했는데, 쉽게 이야기하면 가슴 근육이 약하다는 뜻이다. 그래서 가슴 근육을 강화하는 대표적인 운동인 벤치프레스는 빼놓지 말고 하는 것이 좋다.

1 벤치프레스에 누워서 가슴을 세운다(가슴을 앞으로 내민다).이렇게 하면 자연스럽게 허리가 벤치에서 띄워지고 상체에 아치가 생긴다.

2 턱은 들지 말고, 목 쪽으로 가볍게 당긴다.

3 다리는 바닥에 내려놓는다. 이때 무릎을 벌리고 발바닥으로 바닥을 미는 힘을 준다.

4 바벨에 소지두덩을 밀착하고 잡는다(밀기 운동 할 때 잡는 법 사용).
운동을 하는 동안 소지두덩이 떨어지지 않도록 주의한다.

5 바벨을 가슴 위로 가져온 후에 잠시 멈춘다.

6 숨을 들이마시고 참는다.

7 바벨을 천천히 가슴 쪽으로 내린다. 바벨이 멈춰지는 높이는 조금씩 다를 것이다.

8 잠시 멈춘 후에 내 몸의 앞으로(천장 방향으로) 밀어낸다.

9 숨을 내쉰다.

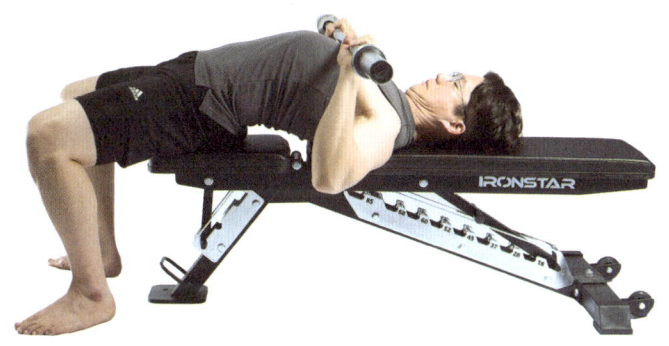

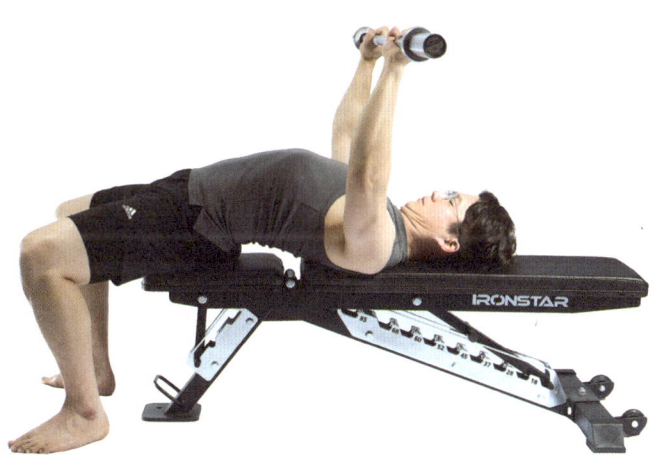

벤치프레스의 대안

인클라인 푸시업

벤치프레스가 너무 어렵거나, 바벨이 무거워서 들지 못하는 사람들도 있다. 기본적으로 헬스장에 있는 바벨이 20kg짜리이기 때문이다. 이때 해주면 좋은 것이 바로 인클라인 푸시업incline push-up이다. 스미스머신이나 랙에 바벨을 걸어놓고, 푸시업을 하는 것이다. 바닥에서 푸시업하는 것보다 난이도가 훨씬 낮기 때문에 누구나 쉽게 할 수 있다.

인클라인 푸시업은 나도 자주 할 정도로 좋은 운동이다. 어깨가 약한 사람들은 겨드랑이 부분에 위치한 전거근이라는 근육이 약한 경우가 많다. 그래서 낮은 강도의 수평 밀기 운동을 해주면 더 빠르게 전거근이 강해진다. 만약에 벤치프레스 중량이 늘지 않아 고민이라면, 몇 달 정도는 인클라인 푸시업을 하는 것이 큰 도움이 된다. 푸시업과 벤치프레스를 비교하자면, 초보자 때는 푸시업이 훨씬 좋다.

푸시업은 체중의 70% 정도를 사용해서 미는 힘을 강화할 수 있다. 즉 체중이 80kg인 성인 남성은 맨바닥에서 푸시업을 하면, 56kg의 무게로 운동하는 것과 같다. 만약에 푸시업을 맨바닥에서 30개를 연속으로 하지 못한다면, 당연히 56kg 정도의 벤치프레스 30회도 하지 못할 것이다. 체중의 70% 무게의 벤치프레스를 무겁다고 느낀다면, 벤치프레스를 하는 것보다는 인클라인 푸시업을 하자. 차라리 이 운동이 가슴과 어깨 근육을 훨씬 더 빠르게 발달시킬 것이다.

1. 스미스머신이나 랙의 높이를 골반 높이 정도로 맞춘다.
2. 소지두덩을 밀착하고 바벨을 잡는다(밀기 운동 할 때 잡는 법 사용). 소지두덩이 떨어지지 않도록 주의한다.
3. 발을 뒤로 살짝 빼서, 몸을 일자로 만든다.
4. 가슴이 닿게 내려간 후에 다시 올라온다.
5. 힘들다면 바벨의 높이를 높이고, 너무 쉽다면 바벨의 높이를 낮춘다.

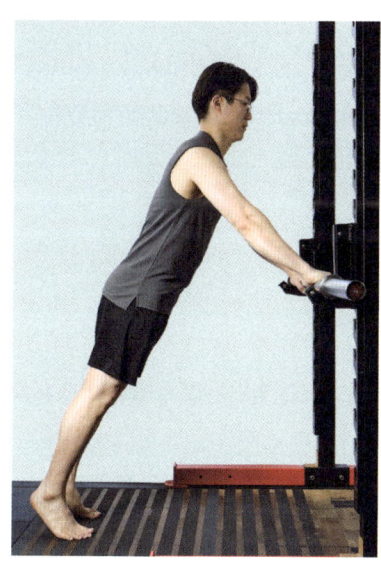 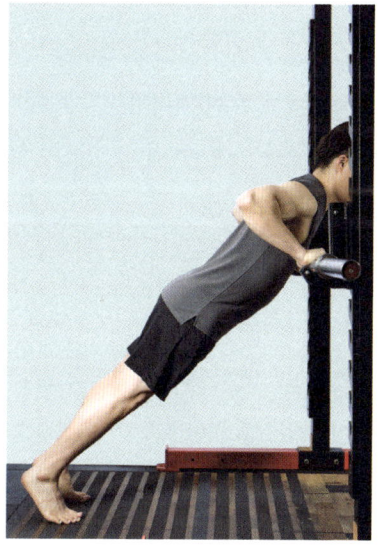

백 스쿼트

백 스쿼트back-squart는 대표적인 하체 운동이다. 백 스쿼트는 크게 로우바low-bar 백 스쿼트와 하이바high-bar 백 스쿼트로 나눈다. 하이바 백 스쿼트는 승모근에 바벨을 얹고 스쿼트를 하는 동작을 말한다. 우리가 흔히 헬스장에서 하는 스쿼트가 바로 이것이다. 로우바 백 스쿼트는 뒤쪽 어깨 근육(후면 삼각근)에 바벨을 얹고 하는 스쿼트를 가리킨다. 이 방법은 하이바 백 스쿼트보다 엉덩이와 햄스트링 근육이 더 많이 사용된다. 일반적으로 오래 앉아 있는 사람들에게는 로우바 백 스쿼트가 좋다. 하지만 로우바 백 스쿼트를 책으로 설명하기에는 어려움이 있다. 그래서 하이바 백 스쿼트로 설명한다. 대신에 준비운동에서 설명한 힙힌지 운동을 세트 사이사이에 10회 정도씩만 하자. 그러면 하이바 백 스쿼트에서도 엉덩이 근육이 더 잘 사용될 것이다.

너무 많이 내려가려고 하지 않도록 주의한다. 잘못하면 허리가 구부러져서 다칠 수 있다. 코어의 힘이 강해지면 자연스럽게 더 내려가게 된다.

1. 바벨을 어깨너비보다 넓게 잡는다.
2. 상체를 숙여서 바 밑으로 들어간다. 그러면 자연스럽게 팔이 더블유w 자가 될 것이다.
3. 승모근에 바를 얹는다. 바벨이 목뼈에 닿지 않도록 주의한다.

4 허리를 잘 펴놓고, 다리 힘으로 바벨을 들어올린다.

5 뒤로 두 발짝 나와서 선다. 이때 발은 어깨너비로 벌리고, 발의 각도는 30~45도로 돌린다.

6 준비운동에서 배운 코크스크류를 한다.

7 숨을 코로 들이마시고 참는다.

8 엉덩이 아래에 의자가 있다고 생각하고, 그 의자에 앉는다고 생각하면서 내려간다.

9 내려가다보면 자연스럽게 멈춰질 것이다. 잠시 멈췄다가 올라온다.

10 올라온 후에는 참았던 숨을 뱉는다.

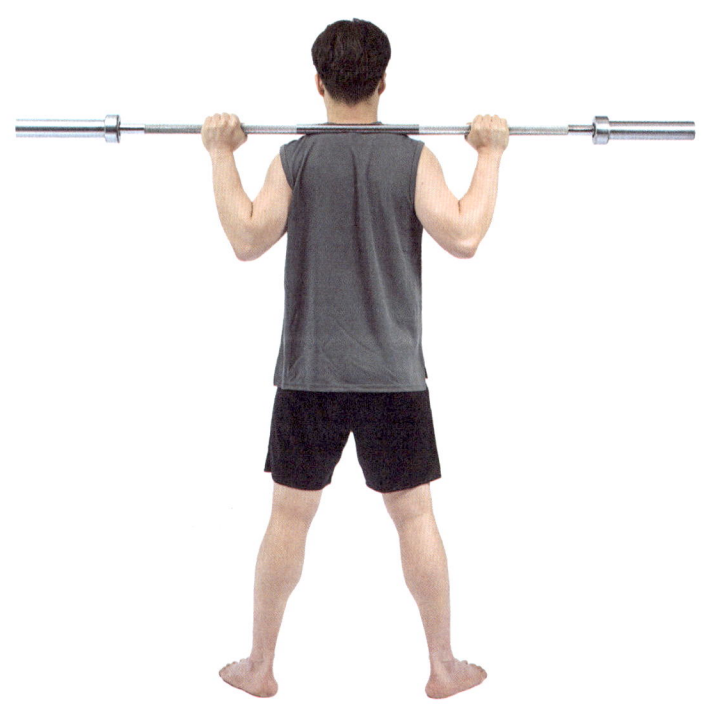

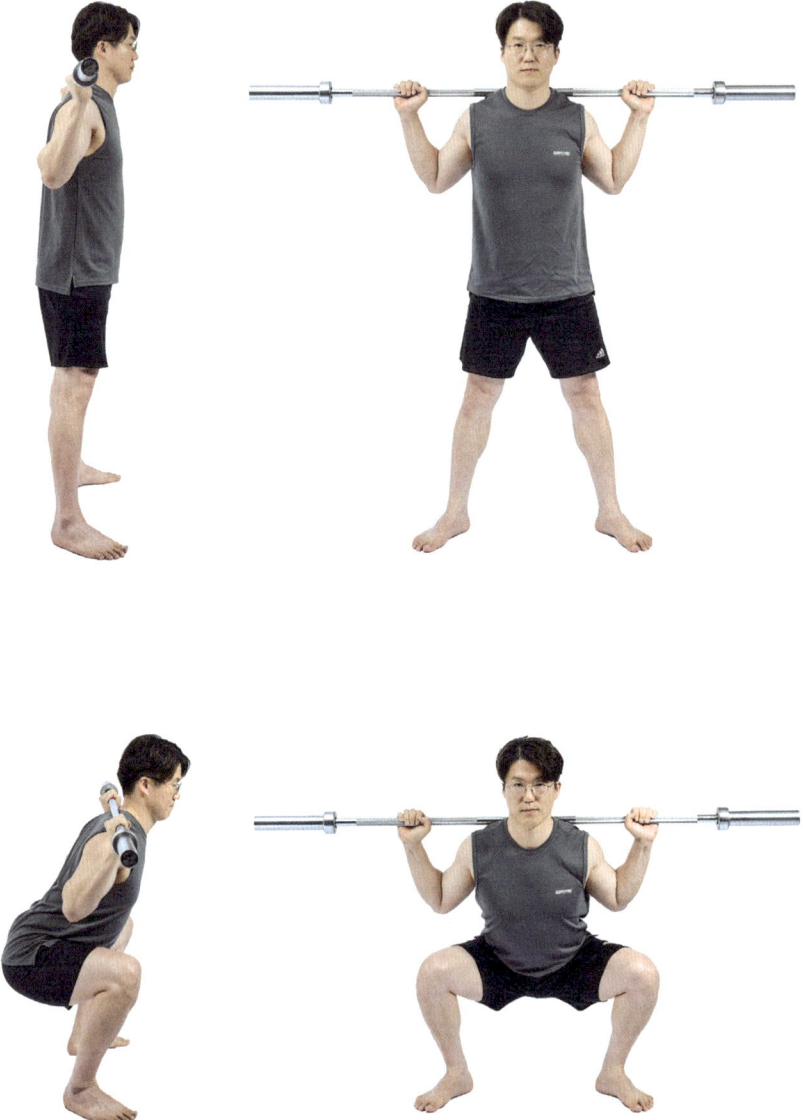

백 스쿼트의 대안

고블릿 스쿼트

백 스쿼트를 할 수 없는 사람들이 있다. 바벨을 등에 얹어 놓을 수가 없을 만큼 승모근이 너무 작은 경우, 20kg짜리 빈 봉도 무거운 경우, 코어 힘이 너무 약해서 백 스쿼트 자세 자체가 나오지 않는 경우이다. 이때 할 수 있는 운동이 바로 고블릿 스쿼트goblet squat다. 고블릿 스쿼트는 케틀벨을 가슴 높이에 잡고 하는 스쿼트이다.

그러면 "차라리 맨몸 스쿼트가 더 쉽지 않나요?"라고 말할 수도 있다. 실제로 해보면 맨몸 스쿼트보다 고블릿 스쿼트가 자세 잡기가 더 쉽다. 맨몸 스쿼트에서 코어에 힘이 들어가지 않는 사람이 고블릿 스쿼트를 하면 코어에 힘이 들어가기 때문이다. 고블릿 스쿼트 방법은 기본적으로 백 스쿼트 방법과 동일하다. 무게를 드는 방법만 다를 뿐이다.

1 케틀벨의 손잡이 아래쪽을 잡는다(덤벨을 세로로 잡고 해도 된다). 이때 발은 어깨너비로 벌리고, 발의 각도는 30~45도로 돌린다.

2 허벅지를 바깥으로 돌리는 코크스크류 동작을 한다.

3 숨을 들이마시고 참는다.

4 엉덩이 아래에 의자가 있다고 생각하고, 그 의자에 앉는다고 생각하면서 내려간다.

5 내려가다보면 자연스럽게 멈춰진다. 잠시 멈췄다가 일어선다.

6 숨을 내쉰다.

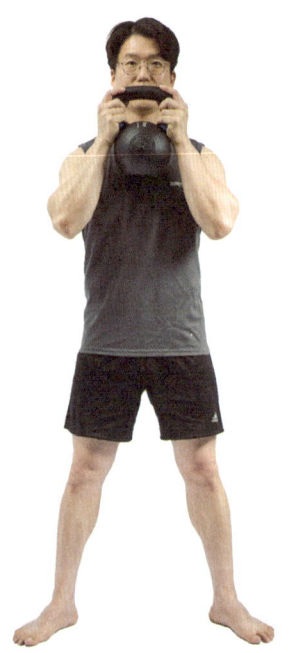
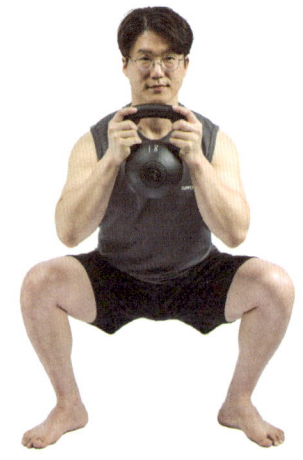

데드리프트
(컨벤셔널 데드리프트)

일반적으로 데드리프트deadlift라고 하면, 모두 컨벤셔널 데드리프트 conventional deadlift를 의미한다. 데드리프트는 초보자들이 가장 자세를 잡기 힘들어하는 운동 중 하나다. 힙힌지 자세를 정확하게 할 수 있는 사람이 굉장히 드물기 때문이다. 그래서 앞에서 설명한 세 가지 준비운동과 자세 연습에 시간을 많이 써야 한다. 중량을 성급하게 올리지 말고 최소 한 달 이상은 자세 연습만 하는 것이 좋다. 지금은 운동 효과를 생각할 때가 아니다. 지금은 평생 동안 올바른 자세를 할 수 있도록 연습에 시간 투자하는 것이 중요하다.

데드리프트를 할 때는 바벨이 몸을 스치게 하는 것이 중요하다. 바벨이 다리에서 떨어지면 허리 부상의 위험이 높아진다. 반대로 바벨이 스치는 게 아니라 다리를 꽉 누르면서 지나가면 피부에 상처가 생길 수 있다. 게다가 엉덩이 힘이 제대로 사용되지 않는 문제를 만든다. 이게 잘 고쳐지지 않으면 데드리프트는 잠시 중단하고, 힙힌지 연습을 2주간 하자.

1. 바에 가까이 선다. 이때 발은 골반 너비로 벌리고 10도 정도로 돌린다. 바의 위치는 발의 중앙에 오도록 한다. 생각보다 정말 가까이 서야 한다는 사실을 깨닫게 될 것이다.
2. 코크스크류를 한 후에 엉덩이를 뒤로 빼는 힙힌지 동작을 한다. 이때

허리가 구부러지지 않도록 주의한다.

3. 힙힌지 자세를 제대로 취하면, 손이 바에 닿지 않을 것이다. 그리고 정강이도 바에 닿지 않을 것이다. 만약에 이 둘이 바에 닿았다면, 힙힌지를 제대로 한 것이 아니다.

4. 이때 무릎을 구부려서 더 내려간다. 자연스럽게 바벨이 잡힐 것이다.

5. 데드리프트는 당기기 운동이다. 당기기 운동 할 때 잡는 법으로 잡아야 한다.

6. 만약에 무릎을 구부려도 손이 닿지 않는다면, 데드리프트를 하지 않는 것이 좋다. 뒤에서 소개할 대체 운동들을 하자.

7. 바벨에 손이 닿았다면, 자연스럽게 정강이도 바벨에 닿을 것이다.

8. 숨을 들이마시고 참는다.

9. 이 상태에서 그대로 들어올리면 된다. 이때 바벨이 정강이와 허벅지 앞쪽을 스치도록 해야 한다.

10. 참았던 숨을 내쉰다. 그리고 다시 들이마신 후에 바벨을 내린다.

11. 내릴 때는 엉덩이를 뒤로 뺀다고 생각한다. 정강이와 허벅지 앞쪽이 스쳐야 하는 것은 동일하다.

12. 숨을 내쉰다.

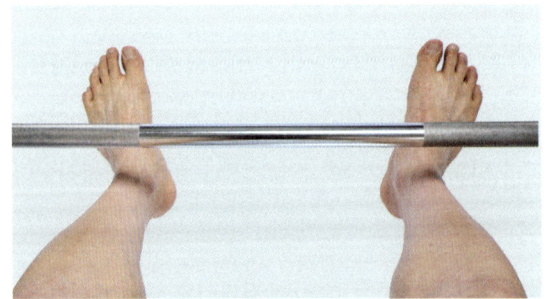

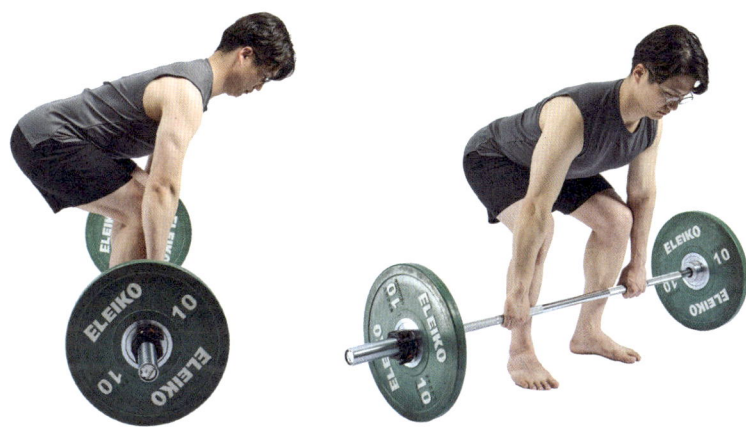

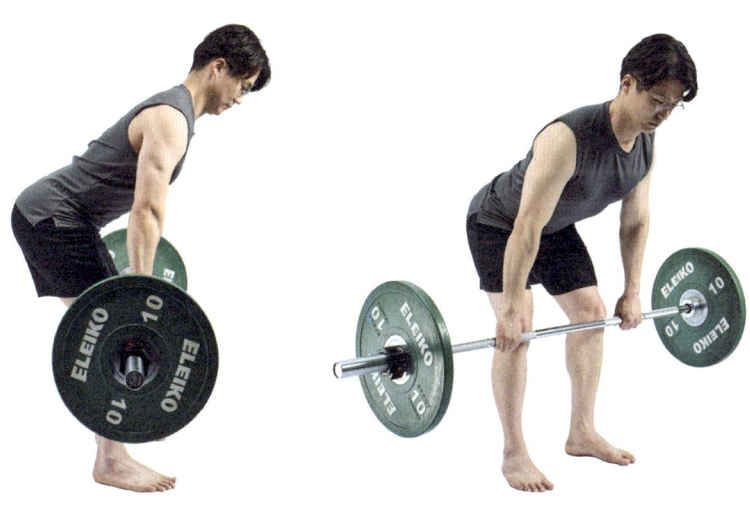

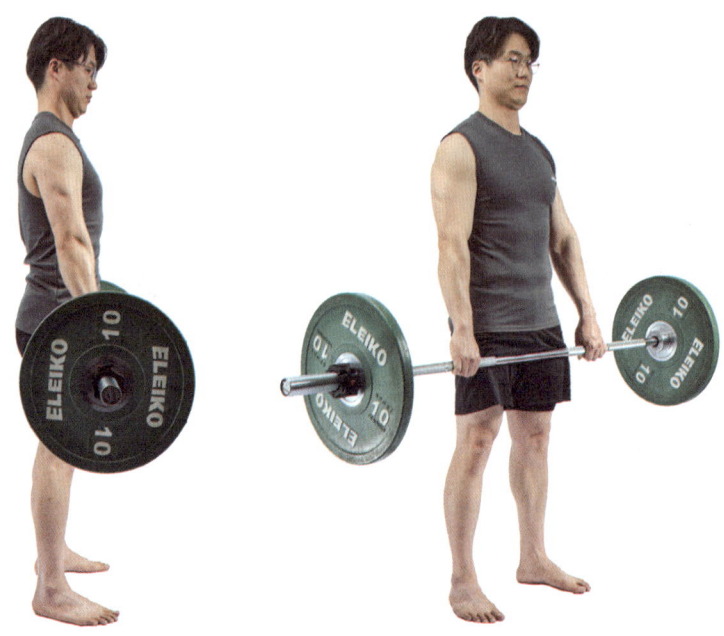

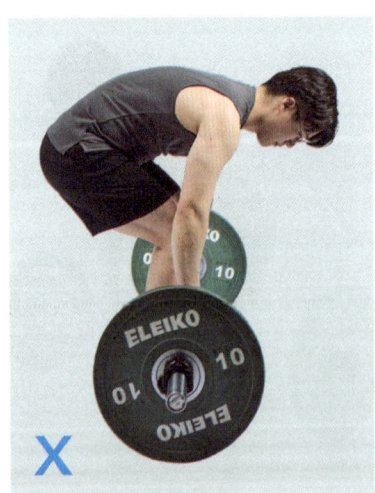

허리가 구부러져 있다.

데드리프트의 대안 1

스모 데드리프트

나는 일반적으로 스모 데드리프트sumo deadlift를 하길 추천한다. 내가 수업할때도 기본적으로 스모 데드리프트를 먼저 가르쳐주며, 필요에 따라서 컨벤셔널 데드리프트를 알려주는 편이다. 스모 데드리프트는 스모 선수처럼 다리를 벌리고 하는 데드리프트를 말한다. 이런 자세 덕분에 팔다리가 짧고 몸통이 긴 한국인에게는 컨벤셔널 데드리프트보다 훨씬 더 자세를 잡기가 쉽다는 장점이 있다.

앞의 컨벤셔널 데드리프트하는 법 여섯번째 단계에서 "만약에 무릎을 구부려도 손이 닿지 않는다면, 데드리프트를 하지 않는 것이 좋다"라고 말했다. 이 증상이 나온다면, 뒤도 돌아보지 말고 스모 데드리프트를 하길 바란다. 허리를 다치고 나서 후회하면 이미 늦다.

1 기본적으로 컨벤셔널 데드리프트와 스모 데드리프트는 자세 세팅 방법이 거의 같다. 발을 어깨너비보다 넓게 서서 바벨에 가까이 붙는다. 바벨이 발의 중간에 올 정도로 가까이 서야 한다.

2 코크스크류를 한 후에 엉덩이를 뒤로 빼는 힙힌지를 한다. 이때도 손을 뻗으면 손이 바벨이 닿지 않는다. 정강이도 닿지 않을 것이다.

3   무릎을 구부려서 내려가면 자연스럽게 바벨을 잡을 수 있게 된다. 정강이는 바벨에 밀착된다.

4   데드리프트는 당기기 운동이다. 당기기 운동 할 때 잡는 법으로 잡아야 한다.

5   숨을 들이마시고 참는다.

6   바벨을 들어올린다. 이때 바벨은 정강이와 허벅지 앞쪽을 스치면서 올라가야 한다.

7   숨을 내쉰다. 그리고 다시 들이마신 후 바벨을 내린다.

8   내릴 때는 엉덩이를 뒤로 뺀다고 생각한다. 정강이와 허벅지 앞쪽이 스쳐야 하는 것은 동일하다.

9   다시 숨을 내쉰다.

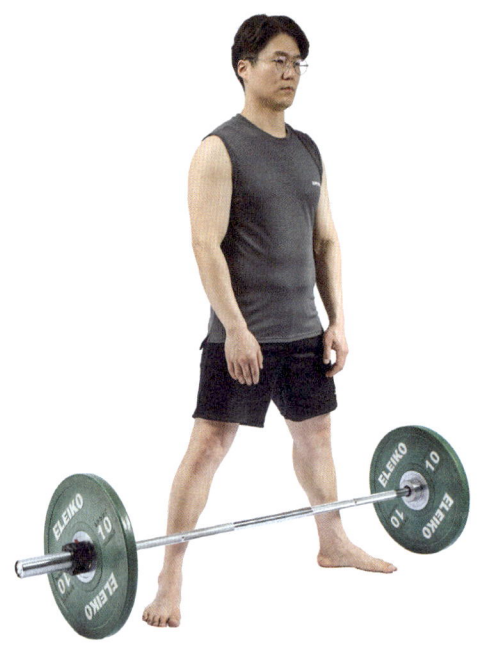

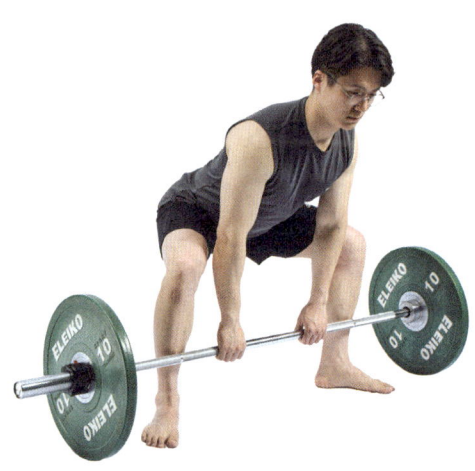

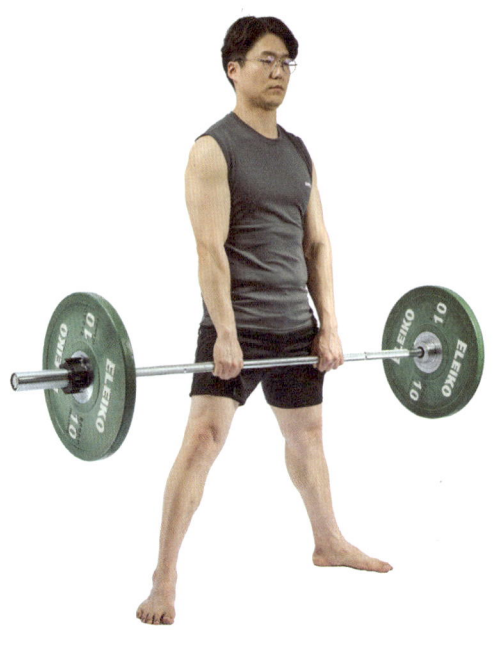

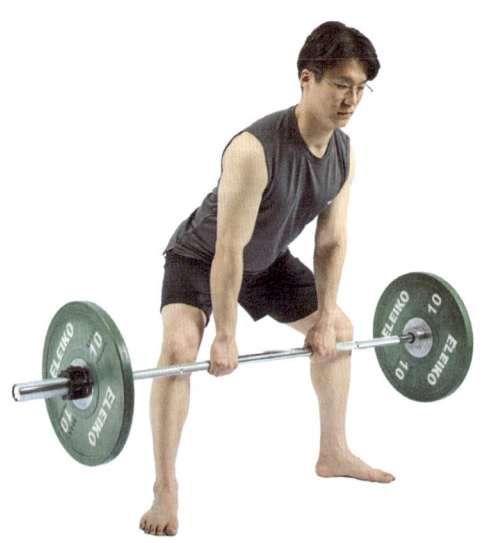

데드리프트의 대안 2

루마니안 데드리프트

루마니안 데드리프트Romanian deadlift는 일반적으로 헬스장에서 많이 하는 데드리프트의 형태이다. 루마니안 데드리프트는 다른 데드리프트와 다르게 '서서' 시작하는 것이다. 많이 하는 이유는 간단하다. 컨벤셔널 데드리프트나 스모 데드리프트에 비해서 다소 쉽기 때문이다. 루마니안 데드리프트는 힙힌지 자세를 그대로 하면 된다. 그래서 준비운동에서 하는 힙힌지 연습만 잘되어 있다면, 아주 쉽게 할 수 있다.

1. 허벅지 높이에 세팅된 바벨을 들고 나온다. 발은 골반 너비로 벌리고 10도 정도로 돌린다.
2. 데드리프트는 당기기 운동이다. 당기기 운동 할 때 잡는 법으로 잡아야 한다.
3. 코크스크류를 한다.
4. 숨을 들이마시고 참는다.
5. 엉덩이를 뒤로 빼면서 바벨이 무릎 높이 정도까지 올 정도만 내려간다. 그 이상 내려가면 허리가 굽는 경우가 많아 허리 부상의 위험이 있다.
6. 내려가는 동안에 바벨이 허벅지 앞쪽을 스쳐야 한다.
7. 다시 일어선다. 이때도 바벨이 허벅지 앞쪽을 스쳐야 한다.
8. 숨을 내쉰다.

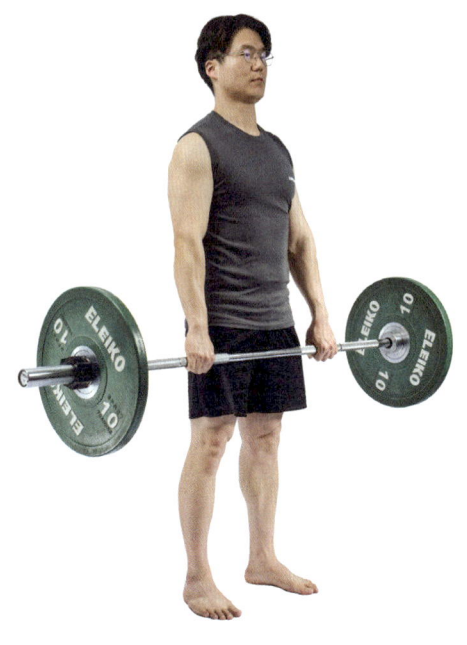

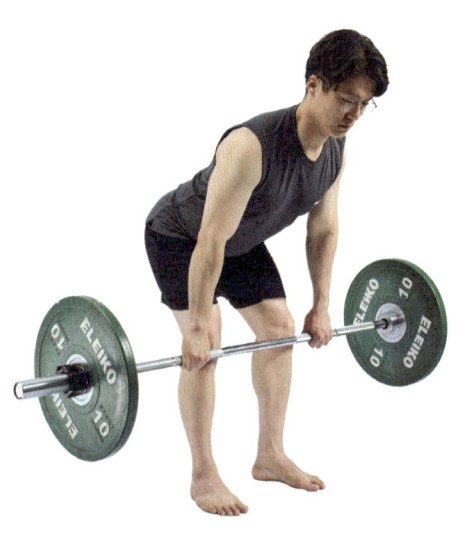

데드리프트의 대안 3

밴드 굿모닝

루마니안 데드리프트도 제대로 못하는 사람이 생각보다 많다. 그래서 내가 마지막으로 제안하는 운동은 밴드 굿모닝band good morning이다. 지금까지의 경험으로는 밴드 굿모닝은 웬만하면 다 할 수 있다. 게다가 생각보다 엉덩이, 햄스트링 힘이 굉장히 잘 사용된다. 데드리프트를 하면서 엉덩이, 햄스트링에 힘이 들어가지 않는 느낌이 들 때도, 이 운동을 많이 해주면 좋다.

1 풀업 밴드를 목에 건 후에 반대쪽을 양발에 건다. 발은 골반 너비로 벌리고 10도 정도로 돌린다.
2 목이 눌려서 불편할 수 있으니, 밴드를 약간 뒤로 옮겨서 승모근에 걸리도록 한다.
3 코크스크류를 한다.
4 엉덩이를 뒤로 뺀 후에 잠시 멈춘다.
5 다시 일어난다.

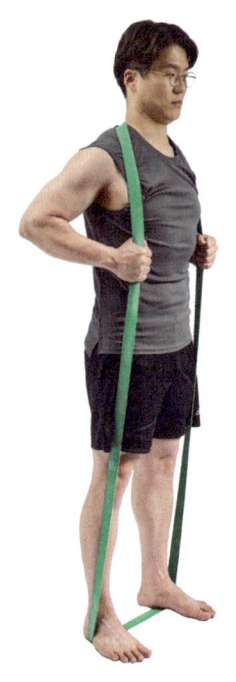

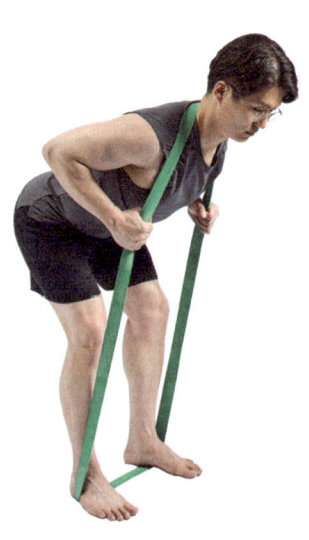

턱걸이
(풀업, 친업)

턱걸이는 당기기 운동 중에 가장 기본이다. 손바닥이 얼굴을 보도록 잡으면 친업chin-up이라고 부르고, 손등이 얼굴 쪽을 향하도록 하면 풀업pull-up이라고 부른다. 친업은 가슴 근육이 더 사용되고 풀업은 등 근육이 더 사용되니 골고루 하는 것이 가장 좋다.

하지만 맨몸으로 턱걸이를 할 수 있는 사람은 정말 드물다. 자세를 제대로 잡을 수 있는 사람을 기준으로 하면, 그 수는 더 적어진다. 그래서 턱걸이를 하지 못하는 사람을 위한 대안 운동도 함께 제시한다. 일단 여기서 설명하는 턱걸이는 그냥 참고 삼아 읽어보고 넘어가도록 하자. 턱걸이 잘하는 사람이 이 책을 보고 있을 가능성은 0이기 때문이다.

1. 벤치를 풀업 바 가까이 놓는다. 벤치를 앞뒤로 이동하면서 풀업 바를 잡기 편하도록 세팅한다. 이때 점프해서 올라가지 않도록 주의한다. 이렇게 하면 어깨 세팅을 할 수가 없다.
2. 바를 잡는다. 이때 당기기 운동 할 때 잡는 법으로 잡아야 한다.
3. 전완 부위가 지면과 수직이 되도록, 팔꿈치를 앞으로 밀어낸다. 이때 어깨가 자동으로 세팅된다.
4. 천천히 내려와서 올라갈 준비를 한다.

5   바를 당긴다. 이때 가슴이 바를 향해 간다고 생각하면 더 자세가 좋아진다.

6   전완이 수직으로 유지되는 선까지만 올라가는 것이 좋다. 턱을 걸려고 하면 등이 말리는 경우가 많다.

7   내려올 때 힘을 빼지 않는다. 어깨 부상의 원인이 된다.

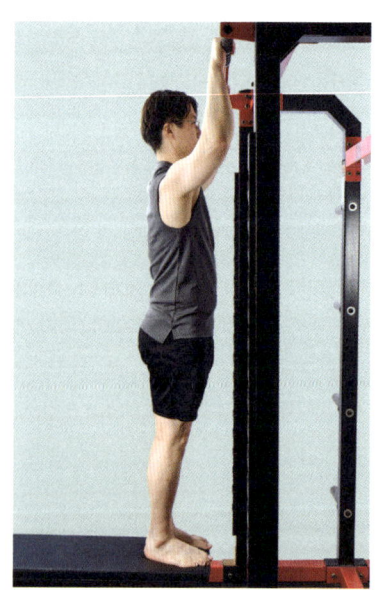

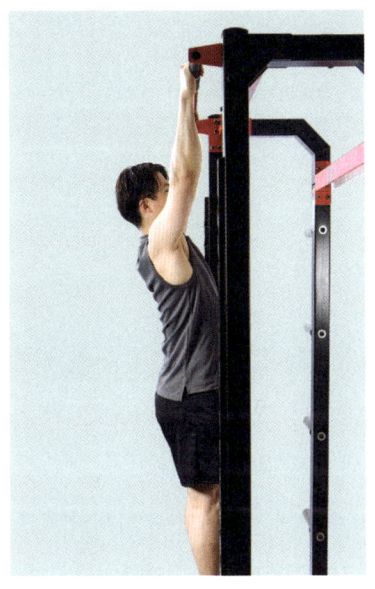 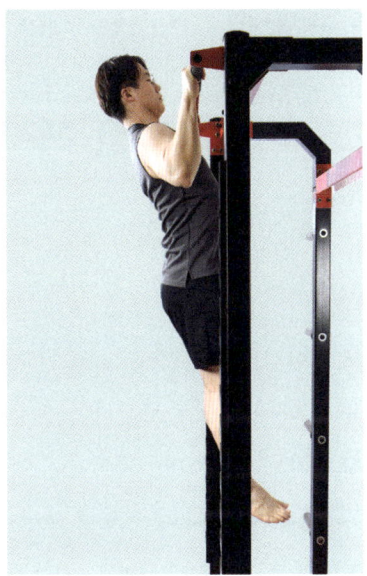

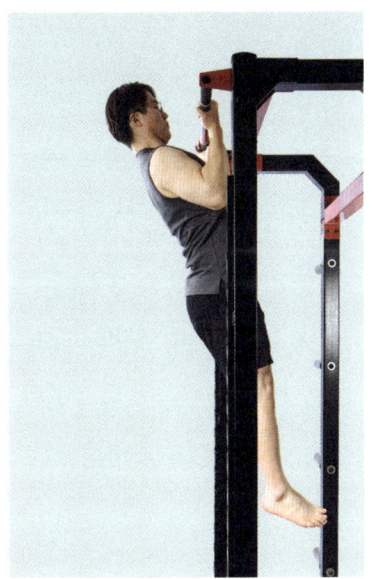 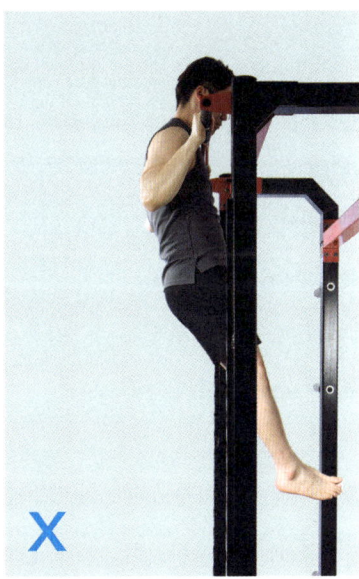

친업.   턱을 걸려고 하다가 등 말려 있다.

턱걸이의 대안 1

레그 어시스트 풀업

레그 어시스트 풀업leg assisted pull-up은 턱걸이를 할 때 부족한 상체 힘을 내 다리 힘으로 보강하는 운동 방법이다. 그래서 풀업 바에 매달려서 하기보다는 스미스머신이나, 랙에 바벨을 걸어서 한다.

상체 힘을 다리 힘으로 보강하기 때문에, 힘을 아주 미세하게 조정할 수 있다. 내 다리 힘만 얼마큼 쓸지 조정하면 되기 때문이다. 이런 특성 덕분에 자세를 올바르게 유지하기도 정말 쉽다. 턱걸이를 할 때 가장 문제가 되는 점이 바로 어깨가 올라오는 것이다. 직장인들은 일반적으로 어깨 근육 중 전거근이 매우 약하다. 그래서 조금만 턱걸이 강도가 높아져도, 어깨가 올라온 상태에서 턱걸이를 하게 된다. 그러면 어깨 부상의 원인이 된다.

그냥 어깨 내리고 하면 되는 거 아닌가 싶지만, 그렇게 쉽게 되지 않을 것이다. 괜히 어설프게 어깨를 내린다고 생각하고 턱걸이를 하면 더 큰 어깨 부상을 입을 수 있다. 차라리 레그 어시스트 풀업으로 강도를 확 낮추는 것이 훨씬 낫다.

1. 랙의 바벨이나 스미스머신의 높이를 어깨 높이 정도로 맞춘다.
2. 앞에서 배운 당기기 운동 할 때 잡는 법으로 잡고, 바벨에 매달린다.

3   이때 스쿼트 하듯이 앉아 있으면 된다.

4   팔꿈치를 앞으로 밀어서 전완이 지면과 수직이 되도록 만든다. 이때 어깨가 세팅된다.

5   바벨을 당겨서 올라간다. 이때 다리 힘을 써서 내 팔의 모자란 힘을 보강한다.

6   가슴이 바벨을 향하게 한다고 생각하면 자세가 더 잘 나온다.

7   다리 힘은 적게 쓰는 것보다는 많이 쓰는 것이 자세가 더 잘 나오니, 처음에는 다리 힘을 많이 쓰도록 하자.

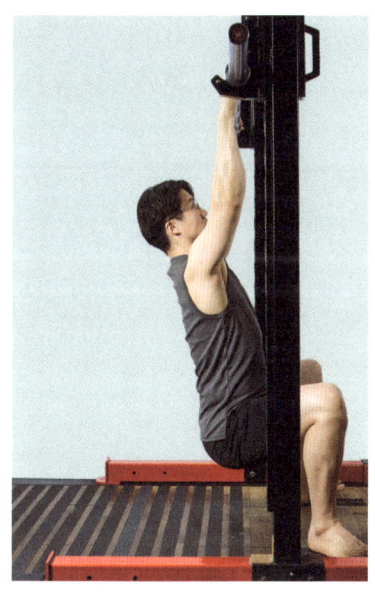 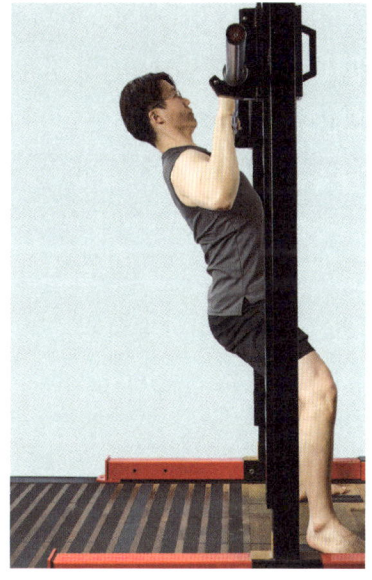

턱걸이의 대안 2

밴드 턱걸이
(풀업, 친업)

맨몸 턱걸이를 제대로 할 수 없을 때 가장 흔하게 하는 방법이 밴드를 이용하는 것이다. 밴드를 발에 걸고 턱걸이를 하면, 부족한 당기는 힘을 밴드가 보강해준다.

하지만 이것도 초보자에게 완전히 좋은 방법은 아니다. 고무 밴드의 특성 때문이다. 고무 밴드는 길게 늘어나면 더 탄성력이 강해진다. 반대로 짧아지면 탄성력은 약해진다. 고무줄을 한 번이라도 늘려봤다면 이게 무슨 말인지 이해할 것이다. 밴드를 발에 걸고 턱걸이를 할 때, 내려와 있는 상태에서는 밴드가 강하게 밀어준다. 하지만 어느 정도 올라오면 밴드가 짧아져서 밀어주는 힘이 생각보다 많이 줄어들게 된다. 즉, 턱걸이 하단부에서는 적은 힘을 쓰게 되고, 턱걸이 상단부에서는 강한 힘을 써야 하는 상황이 벌어지는 것이다. 그러다보니 올라가기 시작할 때에는 자세가 좋다가도, 마지막에 다 올라와서는 자세가 망가지는 경우가 너무나 많다. 마지막에 밴드가 밀어주는 힘이 약하니 억지로 힘을 쓰려고 해서다.

힘이 약한 사람은 앞에서 설명한 레그 어시스트 풀업을 약 2~3개월 하고 밴드 턱걸이를 하길 권장한다.

1   벤치를 풀업 바 가까이 놓는다. 벤치를 앞뒤로 이동하면서 풀업 바를 잡기 편하도록 세팅한다.

2   풀업 밴드는 아래 그림처럼 묶는다.

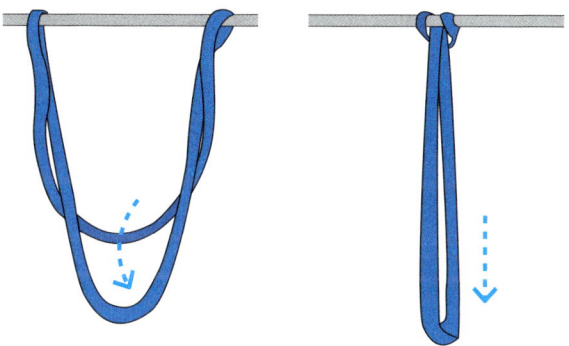

3   한쪽 발에 밴드를 건다.

4   바를 당기기 운동 할 때 잡는 법으로 잡는다.

5   팔꿈치를 앞으로 밀어서 전완이 수직이 되도록 만든다.

6   천천히 내려와서 턱걸이 시작 자세를 만든다.

7   가슴이 바를 향한다고 생각하면서 올라갔다 내려온다.

8   너무 높이 올라가려고 하기보다는 전완이 수직으로 유지되는 선까지만 올라간다. 턱을 걸려고 하면 등이 말리는 경우가 많다.

9   내려올 때 힘을 빼지 않는다. 어깨 부상의 원인이 된다.

밴드는 두께에 따라서 난이도가 달라진다. 두꺼울수록 탄성력이 강하기 때문에, 턱걸이 할 때 힘이 덜 들어간다. 반대로 얇으면 힘이 더 많이 들어간다.

그런데 문제는 나에게 어떤 밴드가 맞느냐는 것이다. 고무 밴드마다 대략 몇 kg을 들어올려주는지 표기를 해놓지만, 사실 이건 아무 의미가 없다. 밴드는 더 길게 늘어나면 탄성력이 더 커진다. 즉, 키가 큰 사람은 같은 밴드라도 탄성력이 강해지는 것이고, 키가 작으면 탄성력이 약해진다. 게다가 개인별 몸무게, 상체 근력이 모두 천차만별이니 숫자만 보고 어떤 밴드가 적절한지 알 수가 없다.

나에게 어떤 밴드가 맞는지 알 수 있는 방법이 없기 때문에 그냥 밴드를 두께별로 전부 다 사는 게 가장 좋다. 다행히도 밴드가 그렇게 비싸진 않다. 밴드가 여러 가지이면, 운동 강도를 자유롭게 조절할 수 있다.

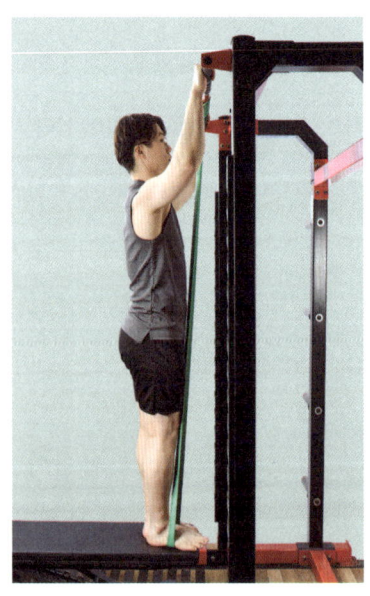

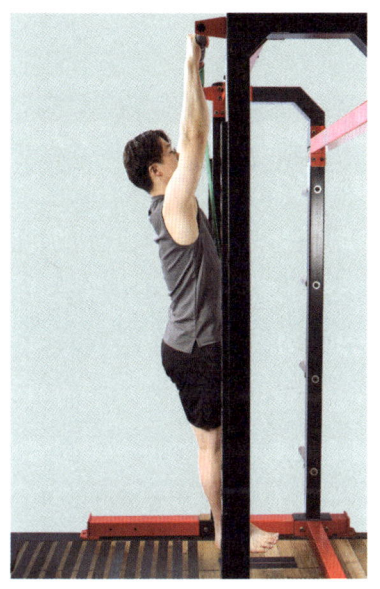
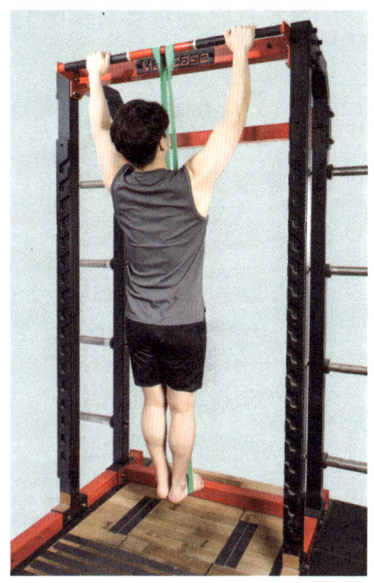
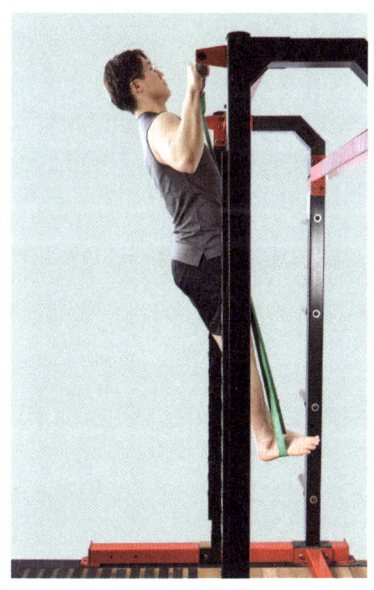

밀리터리 프레스

밀리터리 프레스military press는 서서 바벨을 머리 위로 미는 운동이다. 일반적으로 어깨 운동으로 알려져 있다. 이론적으로는 전거근, 승모근, 가슴 근육을 포함한 모든 어깨 주변 근육을 강화하는 데 가장 좋은 운동이다. 개인적으로 벤치프레스보다도 훨씬 낫다고 생각한다. 벤치프레스는 등을 벤치에 대고 하는 운동이다. 그러다보니 어쩔 수 없이 날개뼈를 제대로 움직일 수 없게 된다. 그래서 날개뼈를 움직이는 근육들의 발달이 더딜 수도 있다. 반면에 밀리터리 프레스는 서서 하기 때문에 날개뼈가 자유롭게 움직일 수 있다.

하지만 가슴 근육과 전거근을 포함한 상체의 전면부가 약한 상태에서 밀리터리 프레스를 하면 상체 전면부 근육보다는 등 근육이 너무 과도하게 사용된다. 그러면 어깨 주변 근육들이 골고루 사용되지 못해서 부상을 입게 된다.

그래서 나의 제안은 이렇다. 푸시업을 바닥에서 30회 연속으로 할 수 있을 때까지는 밀리터리 프레스를 하지 말자. 차라리 그 시간에 푸시업을 더 하는 것이 이득이다.

1   바벨을 어깨 높이 정도로 세팅한다.
2   바벨을 어깨너비보다 약간 넓게 잡는다(아직 들고 나오지 않는다).

3 바벨에 가까이 붙어서 무릎을 약간 구부린다. 이와 동시에 팔꿈치를 앞으로 밀어서 전완을 수직으로 만든다. 이때 바벨의 높이가 입 높이 정도 되도록 무릎을 구부려야 한다.

4 다리 힘으로 일어서서 뒤로 두 발짝 나온다. 밀리터리 프레스 시작 자세가 된 것이다.

5 숨을 들이마시고 참는다.

6 정수리 위로 밀고, 다시 내린다. 이때 전완이 수직이 유지되도록 한다.

7 숨을 내쉰다.

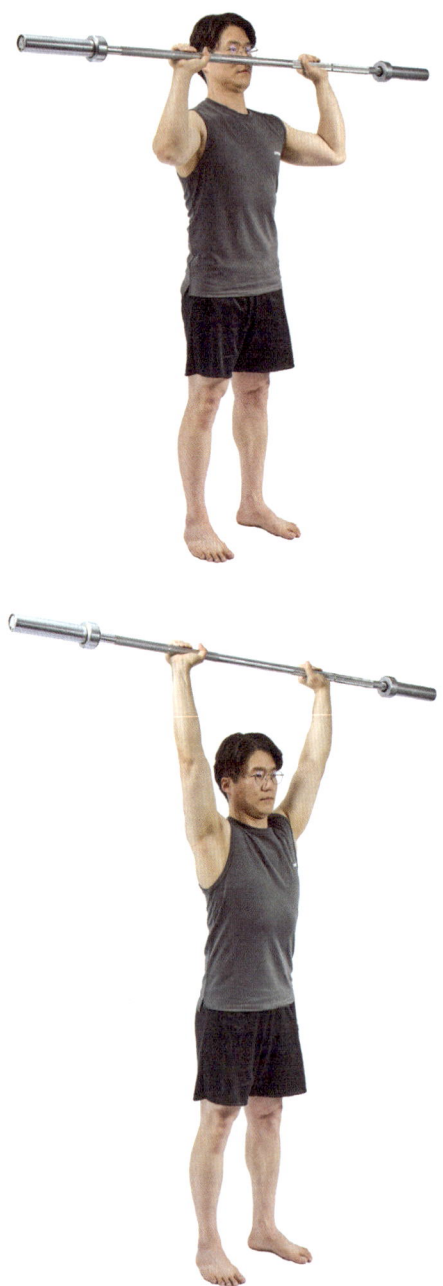

딥스

'산스장(동네 뒷산에 있는 운동시설)'에 가보면, 약수터 운동 고수 형님들이 계신다. 거기서 나이 많은 형님들이 가장 좋아하는 운동이 바로 평행봉 운동이다. 평행봉에서 내려갔다 올라오는 운동을 딥스dips라고 하는데, 30, 40대 직장인 중에서는 제대로 하는 사람이 별로 없다. 바로 약한 전거근 때문이다(또?).

딥스를 하다가 어깨를 다치는 사람이 유독 많은 이유는 딥스가 어깨에 나쁜 운동이라서가 아니다. 앞에서도 이야기했지만, 약한 어깨 근육을 그대로 놔두고 강도 높은 운동을 해서 그런 것이다. 오래 앉아서 일하는 직장인들은 전거근은 약해지고 몸무게는 늘어났다. 이런 상태에서 맨몸을 이용하는 운동인 딥스는 초고강도 운동이 될 수밖에 없다. 그래서 처음에 딥스를 할 때는 내려가지 않고 딥스 바 위에서 버티는 것을 연습하기를 추천한다.

1 딥스 바를 밀기 운동 할 때 잡는 법(소지두덩으로 받치기)으로 잡은 후에 매달린다.
2 어깨가 올라오지 않도록 딥스 바를 아래로 미는 힘을 준다.
3 내려가지 않고 버틴다.

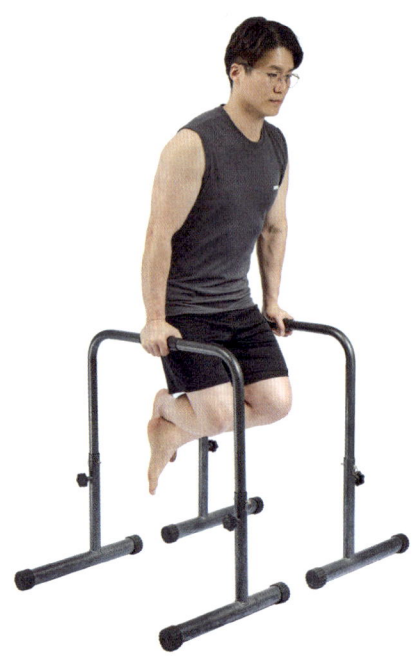

　　딥스 바 위에서 30초 정도 버틸 수 있게 되면, 내려갔다가 올라와 본다. 딥스를 처음 하면 '너무 조금밖에 안 내려간 거 아닌가?'라는 생각이 들 것이다. 그런데, 딥스는 원래 생각보다 많이 못 내려간다. 유튜브에서 보디빌더들이 내려가는 모습을 생각하면 안 된다. 우리는 어깨가 약한 일반인이기 때문이다.

　　어깨가 약하다는 것은 이깨를 이용한 운동의 가동범위가 짧다는 것을 의미하기도 한다. 이런 상태에서 그냥 억지로 더 많이 움직이면 가동범위가 늘어날 것 같지만, 그렇지 않다. 오히려 다치기만 할 뿐이다. 앞에서 설명해준 월 플랭크와 인클라인 푸시업을 하다보면, 자연스럽게 더 많이 내려가게 될 것이다.

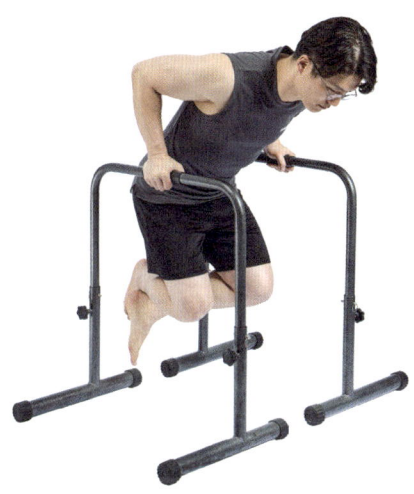

1. 딥스 바에 소지두덩을 누른 상태를 잘 유지하면서 내려간다.

2. 천천히 내려가다보면 적정 높이에서 멈춰진다. 일반적으로 위팔(상완)이 지면과 평행이 될 정도로만 내려가면 충분하지만, 그보다 못 내려가도 괜찮으니 할 수 있는 만큼만 내려가자.

3. 다시 올라온다.

바벨 로우

헬스장 7대 운동 중에 가장 고난이도가 바벨 로우barbell row이다. 대부분은 데드리프트가 가장 어렵다고 생각하지만, 그렇지 않다. 그냥 바벨 로우를 제대로 하지도 못하면서 쉽다고 생각하는 것뿐이다.

바벨 로우가 어려운 이유는 간단하다. 힙힌지 상태를 유지하면서 해야 하기 때문이다. 조금 더 정확히는 루마니안 데드리프트의 엉덩이 뺀 자세를 오랜 시간 유지하는 것이다. 일반적으로 바벨 로우를 하면 8~15회 정도 수행할 것이다. 1회 반복 시간이 3초라고 가정하면, 15회를 할 경우에는 45초 동안 힙힌지 자세를 유지해야 하는 것이다. 무게가 가볍더라도 허리가 약한 직장인들에게는 상당히 부담되는 자세인 것은 분명하다. 그래서 운동을 시작한 초기에는 바벨 로우를 하지 않아도 된다고 생각한다. 앞의 여섯 가지 운동이 잘 되고 난 후에 해도 전혀 늦지 않다.

바벨 로우를 잘하기 위해서는 데드리프트가 중요하다. 그중에서 루마니안 데드리프트가 바벨 로우 시작 자세와 똑같기 때문에 가장 중요하다. 만약에 루마니안 데드리프트를 60kg으로 10회도 하지 못한다면, 20kg짜리 빈 봉으로 바벨 로우를 징자세로 하지 못할 것이다. 그러니 데드리프트를 제대로 못 한다면, 바벨 로우를 하기보단 데드리프트 정자세를 만드는 연습을 열심히 하는 것이 좋다. 여기서 바벨 로우는 간단하게 방법만 보고 넘어가자. 나중에 필요할 때 다시 돌아와서 보면 된다.

1. 랙에 위치한 바벨을 들고 뒤로 나온다. 양 발은 골반 너비로 한다. 이때 당기기 운동 할 때 잡는 법을 사용한다.

2. 루마니안 데드리프트를 하듯이 엉덩이를 뒤로 뺀다.

3. 무릎 높이에 위치한 바벨을 배꼽 쪽으로 당긴다.

4. 천천히 당기다보면 자연스럽게 멈춰질 것이다. 거기까지만 당기면 된다. 배꼽에 닿게 만들겠다고 생각하면서 당기면 자세가 망가진다.

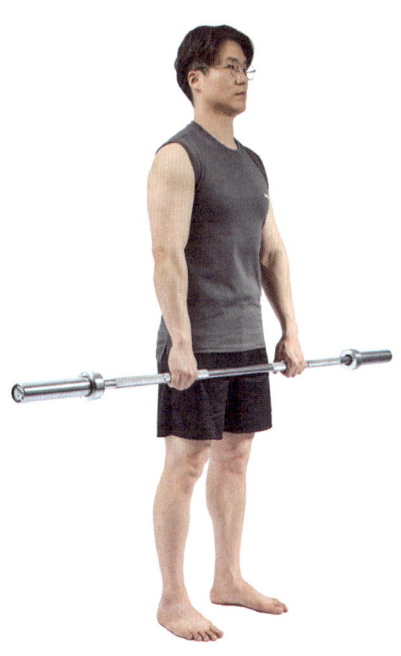

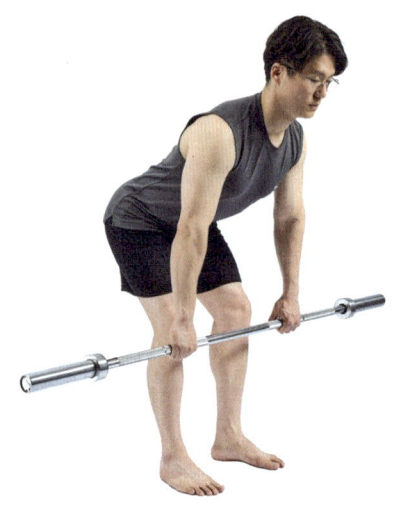

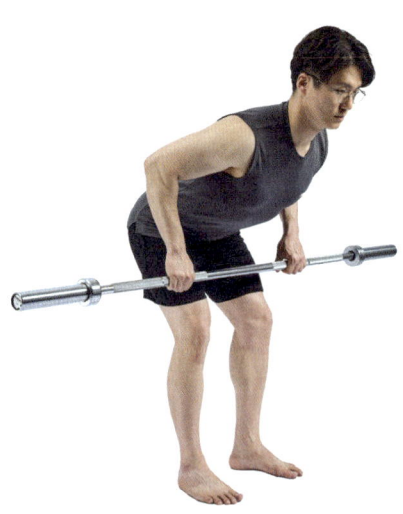

5
케틀벨 2대 운동

케틀벨이란?

케틀벨kettlebell이라는 운동기구가 있다. 어떻게 생겼는지는 모두 알고 있지만, 어떻게 쓰는지는 아무도 모르는 그것이다. 체력 향상을 원한다면, 케틀벨을 배우는 것을 적극 권장한다. 이 운동기구 하나로 근력, 유산소 능력, 근지구력, 유연성, 근육량 모두 한 번에 향상 가능하다. 물론, 케틀벨 하나로 '몸짱'이 되긴 어렵다. 몸을 예쁘게 만드는 운동기구는 아니기 때문이다. 하지만 '체력짱'은 될 수 있다고 자신 있게 이야기할 수 있다.

저질체력인에게 케틀벨만 한 운동기구는 이 세상에 존재하지 않는다. 나도 직장인 시절에는 케틀벨 운동을 굉장히 자주 했다. 회사를 다니다보면, 어쩔 수 없이 운동을 하지 못하는 경우가 자주 생긴다. 헬스장에 갈 시간이 없을 때 집에서 운동하기 가장 좋은 운동기구가 바로 케틀벨이다. 게다가 실내 자전거나 철봉같이 자리를 많이 차지하지도 않는데, 유산소 운동과 근력 운동을 한 번에 할 수 있다.

케틀벨을 대표하는 운동으로는 케틀벨 스윙Swing과 터키시 겟업

Turkish get-up 두 가지가 있다. 이 외에도 정말 많은 케틀벨 운동이 있지만, 체력을 키우기에는 이 두 가지면 충분하다. 실제로 해보면 이것도 만만치 않다. 나도 지금처럼 바쁜 때에는 워밍업 간단히 하고 케틀벨 스윙과 터키시 겟업만 한다. 이 두 가지만 1년 넘게 지속하는 경우도 있다. 시간을 최소한 들여서, 체력을 최대한 개선시킬 수 있기 때문이다.

케틀벨 스윙

케틀벨 스윙은 엉덩이와 허리 근육을 효율적으로 강화시켜준다. 그래서 직장인의 고질적인 문제인 허리와 엉덩이 약화를 극복하는 데 가장 좋은 운동 중 하나이다. 케틀벨을 공중에 띄워야 하기 때문에 많은 힘이 필요하다. 이런 특징 덕분에 가벼운 무게로도 근력을 효율적으로 발달시킬 수 있다. 적당한 무게를 사용하면 오랜 시간 운동을 지속할 수 있다. 그래서 다른 근력 운동에서 찾기 힘든 유산소 운동의 효과까지 얻게 된다.

하지만 케틀벨 스윙은 어렵다. 다시 한번 말하지만 케틀벨 스윙은 생각보다 어렵다. 어렵다고 두번이나 강조하는 이유는 케틀벨 스윙을 얕보다가 허리 다치는 경우가 꽤 있어서다. 그래서 케틀벨 스윙 방법만큼은 헬스장 7대 운동을 소개할 때보다 더 자세하게 알려줄 것이다. 차근차근 따라해보자. 그러면 자연스럽게 케틀벨 스윙을 잘하는 자신을 발견하게 될 것이다.

케틀벨 스윙 자세를 익히는 전체 과정은 빠르면 한 달, 늦으면 석 달까지도 걸린다. 각 단계를 충분히 연습하고 넘어가자. 너무 빨리 단계를 넘어가면, 케틀벨 스윙 자세가 제대로 나올 가능성은 매우 낮아진다. 이는 부상의 원인이 되고, 운동 효과도 반감시킨다.

1단계 **서기**

케틀벨과 두 발뒤꿈치의 위치가 정삼각형이 되도록 조정한다. 두 발의 너비는 어깨너비 정도로 맞춘다. 발은 11자보다는 약간 팔자를 만드는 것이 좋다. 케틀벨과 내 발 사이의 간격이 가까우면 다음 동작인 하이크패스가 제대로 되지 않는다. 반대로 멀리 놓으면 허리가 굽어서 삐끗할 위험이 있다.

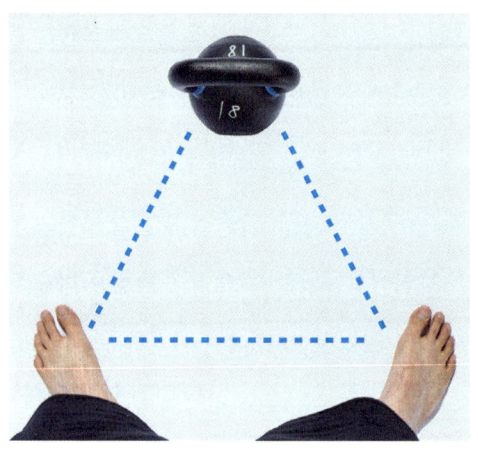

2단계 **힙힌지**

앞의 데드리프트에서 배운 힙힌지를 한다. 힙힌지를 하기 전에 항상 허벅지를 바깥으로 돌리는 코크스크류를 잊지 말자. 이 상태에서 손을 뻗어보자. 손이 닿지 않는다면, 정상적으로 힙힌지를 한 것이다.

이 상태에서 다리를 구부려보자. 그러면 자연스럽게 케틀벨에 손이 닿게 된다. 가볍게 잡고 케틀벨을 뒤로 기울인 상태를 만든다. 그리고 무게 중심을 '아주 살짝' 뒤로 위치시킨다. 이때는 당기기 운동을 할 때 잡는 방법을 사용한다.

    간혹 힙힌지를 만들고, 케틀벨이 손에 닿지 않으면 손을 더 뻗어서 잡는 경우가 있다. 이렇게 하면 허리가 구부러진 상태가 된다. 이는 허리 부상의 원인이 된다. 다리를 구부려서 잡도록 한다.

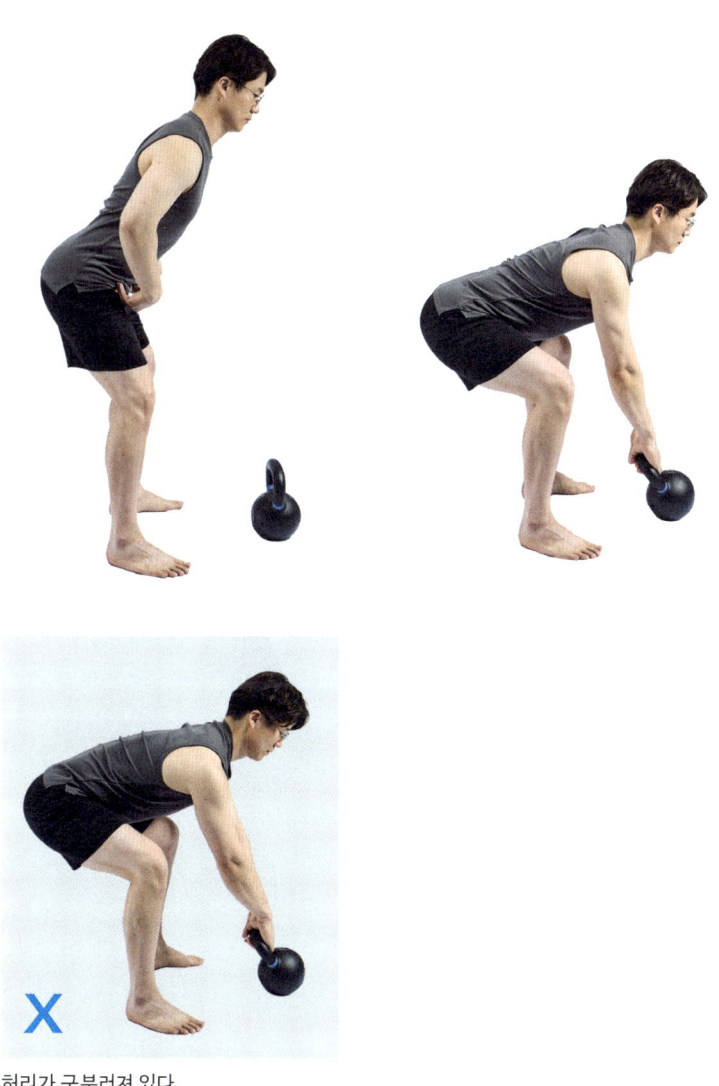

허리가 구부러져 있다.

3단계 **하이크패스**

하이크패스hike pass는 허벅지 사이로 케틀벨을 던지는 동작이다. 케틀벨 스윙을 시작하는 동작으로 매우 중요하다. 하지만 대부분은 하이크패스 동작을 크게 신경 쓰지 않는다. 그리고 이상한 자세로 스윙을 하는 경우가 많다.

힙힌지를 하고 케틀벨을 잡은 상태에서 가랑이 사이로 케틀벨을 던진다. 이때 내 손목이 가랑이 사이(골반 앞쪽)에 닿아야 한다. 그래서 생각보다 세게 던져야 된다. 케틀벨 스윙을 처음하는 10명 중 8명은 하이크패스를 너무 살살한다. 왜 그러냐고 물어보면, 케틀벨이 엉덩이를 때릴까봐 무섭다고 한다. 그런 걱정은 할 필요가 없다. 그 정도로 하려면 엄청나게 강하게 힘을 써야 하기 때문에 흔하게 일어나는 현상이 아니다. 나도 7년간 케틀벨을 지도하면서 딱 한 번밖에 못 봤기 때문이다. 혹시나 엉덩이를 치더라도 다치는 일은 없다. 그러니 자신 있게 던지자.

하이크패스만 한 세트에 5회씩 여러 세트 연습하자. 먼저 이 자세에 익숙해지는 것이 중요하다.

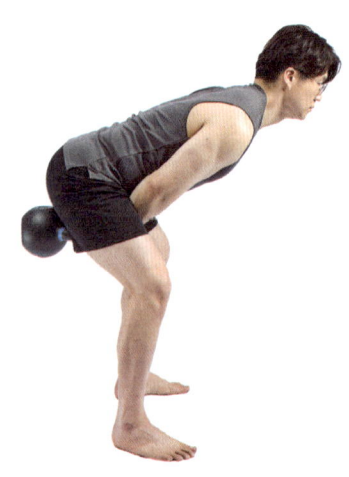

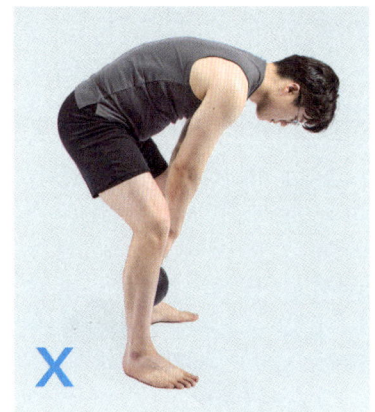
너무 살살 던졌다.

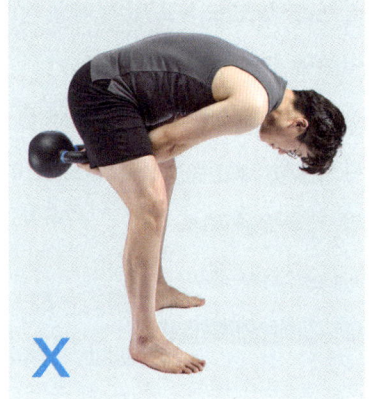
허리가 구부러져 있다.

4단계 하이크패스 후 케틀벨 발사

하이크패스를 5회씩 하는 것이 익숙해졌다면, 이제는 케틀벨을 앞으로 발사할 차례이다. 본격적인 케틀벨 스윙을 시작하는 것이다.

하이크패스를 다시 5회 해보자. 하이크패스를 하다보면, 가랑이 사이에 손목이 닿는 느낌이 들 것이다. 이 감각을 잘 느끼면서 하이크패스 4회를 하자. 그리고 마지막 5회째에 가랑이 사이에 손목이 닿으면, 그대로 엉덩이를 앞으로 밀면서 케틀벨을 앞으로 발사하자. 그러면 자연스럽게 케틀벨이 위로 떴다가 내려오는 것을 확인할 수 있을 것이다. 케틀벨이 '골반 높이까지' 떨어지는 타이밍에 맞춰 다시 힙힌지를 하고, 제자리에 내려놓는다. 이걸 여러 세트 연습해보자.

케틀벨이 발사되는 원리는 새총으로 돌을 쏘는 원리와 같다. 힙힌지 자세로 뒤로 빠진 엉덩이는 새총의 늘어난 고무줄 모양과 동일하다. 이 상태에서 엉덩이를 앞으로 미는 것은 새총의 늘어난 고무줄이 앞으로 튕겨져나가는 것과 같다. 이때 새총의 돌은 앞으로 발사되지만, 케틀벨은 손으로 잡고 있기 때문에 위로 올라오는 것이다. 이 부분을 잘 이해하도록 하자.

　케틀벨 스윙을 할 때 대부분 실수하는 것이 팔에 힘을 주는 것이다. 팔 힘으로 케틀벨을 위로 들어올리는 게 아니다. 엉덩이로 발사하면, 케틀벨은 떠오르는 것뿐이다.

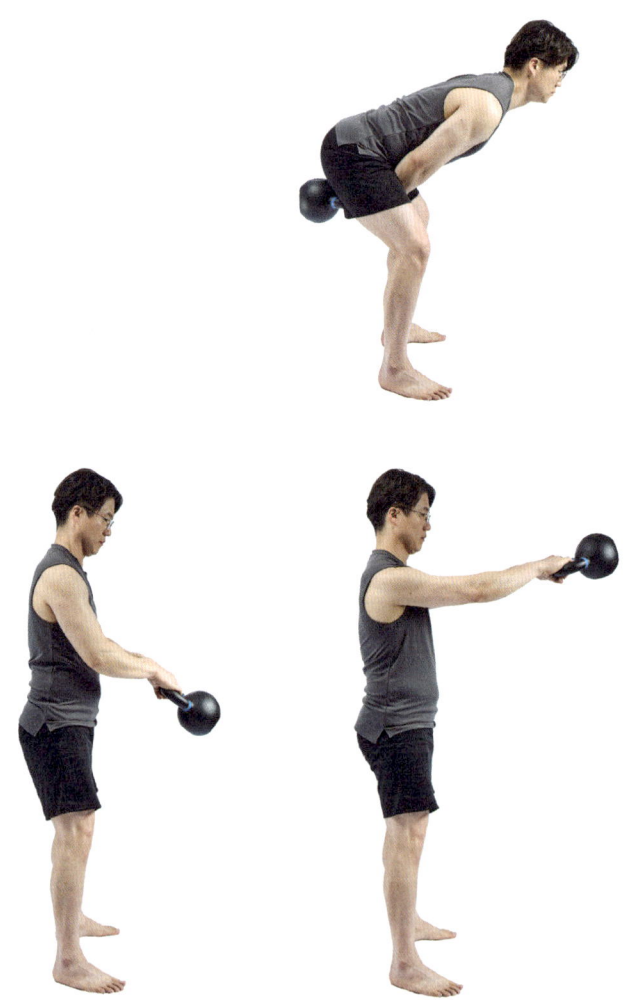

5단계 기다리기

케틀벨 스윙을 할 때 하이크패스 → 케틀벨 앞으로 발사 → 케틀벨 가슴 높이로 상승 → 하강 → 다시 힙힌지 → 바닥에 내려놓기 과정으로 진행된다. 이때 사람들이 가장 적응하지 못하는 부분이 바로 하강 후 다시 힙힌지 하는 구간이다.

케틀벨 스윙을 처음하는 사람은 케틀벨이 올라오자마자 엉덩이를 뒤로 빼버린다. 이렇게 하면 자세도 이상해지고 허리에 부담이 굉장히 심해진다. 우리가 엉덩이를 뒤로 빼는 타이밍은 케틀벨이 골반 높이로 내려왔을 때이다. 그전에는 계속 서 있어야 한다. 우리는 보통 이걸 케틀벨이 다 떨어질 때까지 "기다려라"라고 표현한다.

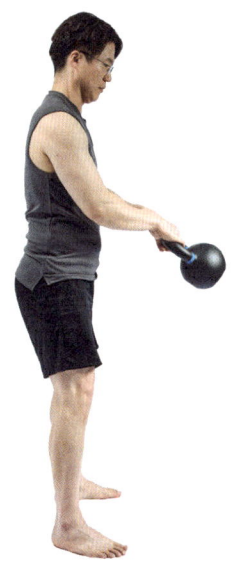
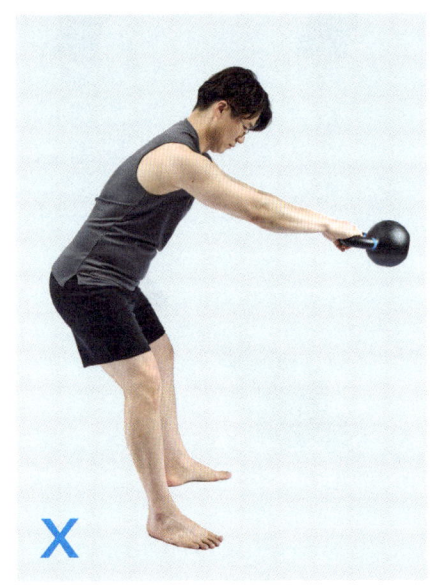

케틀벨이 다 내려오기 전에 엉덩이를 뒤로 뺐다.

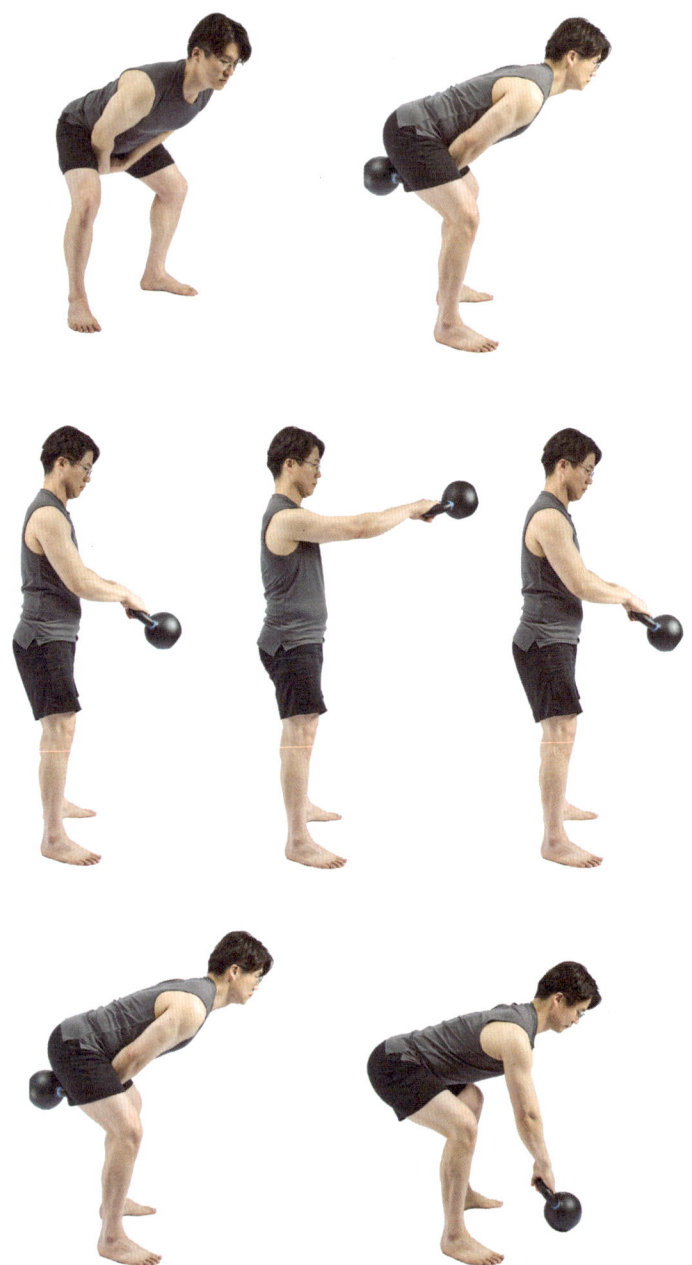

기다리기가 어렵다면 타월 스윙

하지만 '기다리기'가 말이 쉽지, 제대로 하기는 쉽지 않다. 그래서 내가 제안하는 연습 방법은 바로 타월 스윙이다. 케틀벨 손잡이에 타월이나 끈을 끼우고 케틀벨 스윙을 하는 것이다. 이렇게 하면 케틀벨이 매우 불안정하다는 느낌을 받을 것이다. 불안정하다는 것은 내가 무언가를 잘못하고 있다는 것을 의미한다. 팔에 힘을 주고 있을 수도 있고, 엉덩이를 뒤로 빼는 타이밍이 너무 빠를 수도 있다. 타월 스윙을 하는데, 케틀벨이 불안정하다는 느낌이 없어지도록 연습해보자. 나의 나쁜 버릇들이 자연스럽게 없어질 것이다. 이때부터는 하이크패스는 한 번만 한다. 그리고 바로 타월 스윙을 5~10회 반복해서 연습해보자.

타월 스윙이 흔들림 없이 된다면, 이제는 케틀벨 손잡이에서 타월을 빼고 시도해보자. 자연스럽게 케틀벨 스윙이 되는 것을 확인할 수 있을 것이다.

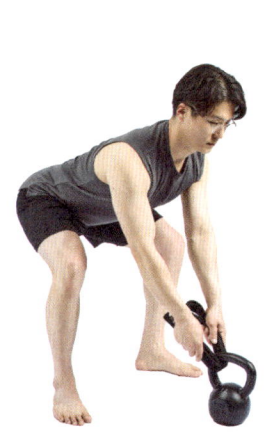
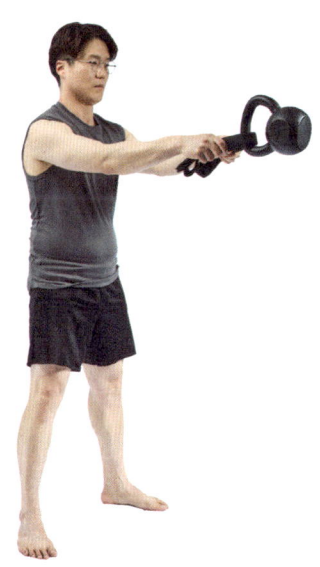

터키시 겟업

미국의 기능적 움직임 단체인 FMS의 창시자이자 기능 운동 분야에서 세계적인 전문가인 그레이 쿡Grey Cook은 "단 하나의 운동을 해야 한다면 터키시 겟업을 고를 것이다"라고 말했다. 터키시 겟업은 전신의 모든 근육을 강화시켜준다. 특히, 코어와 어깨 근육의 발달이 가장 두드러진다.

터키시 겟업은 누워서 일어나는 동작으로 이루어져 있다. 그 과정에서 상체와 어깨의 각도는 계속해서 변하게 되는데, 이런 운동의 특징 덕분에 모든 어깨와 코어 근육들이 강화된다. 이런 특징을 가지고 있는 운동은 이 세상에 터키시 겟업 딱 하나뿐이다.

하지만 이런 특징 때문에 다들 배우기를 어려워한다. 특히 순서를 익히는 게 쉽지 않다. 그래서 다음에 나올 자세들을 맨몸으로 연습하자. 어느 정도까지 연습해야 하냐면, 다음 동작을 생각하지 않고도 자연스럽게 할 수 있어야 한다. 자세 연습이 충분히 되면, 그때 무게를 들고 본격적인 운동을 한다.

1단계 누운 아기 자세

케틀벨을 잡아서 들어올리기 위한 첫 단계이다. 아래 사진을 맨손으로 따라하되, 마치 아주 무거운 케틀벨을 들고 있다고 상상하고 해야 한다. 케틀벨을 오른손으로 잡는다면, 오른쪽 어깨가 바닥에 닿도록 옆으로 누워야 한다.

케틀벨을 잡았다면(혹은 잡았다고 가정하고), 그대로 돌아누우면 된다. 이때 케틀벨은 양손으로 잡고 있어야 한다. 처음 케틀벨을 잡은 오른손으로는 케틀벨을 쥐고, 왼손으로는 오른손을 겹쳐서 잡아야 한다.

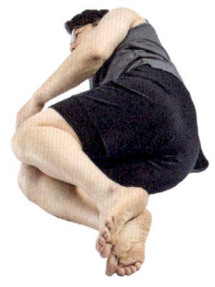 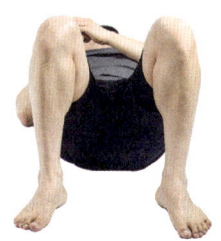

2단계 한 팔 프레스

양손으로 케틀벨을 민다고 생각하면서 팔을 앞으로 뻗는다. 케틀벨을 잡는 쪽 다리는 무릎을 접어서 45도로 벌린다. 반대쪽 다리는 쭉 편 채로 45도로 벌린다. 이때부터 터키시 겟업이 끝날 때까지 팔은 수직을 유지한다. 반대쪽 팔은 60도 정도 벌려서 바닥에 내려놓는다. 그리고 3단계인 롤 투 엘보를 위해 팔꿈치로 바닥을 찍어누를 준비를 한다.

이때부터 시선이 중요하다. 계속 내 주먹을 보면서 다음 과정을 진행하자. 터키시 겟업을 하면서 수직으로 세워놓은 팔이 불안정하게 흔들릴 수 있다. 내 주먹을 보는 것만으로도 흔들림이 없어져서 안정적으로 터키시 겟업을 할 수 있게 된다.

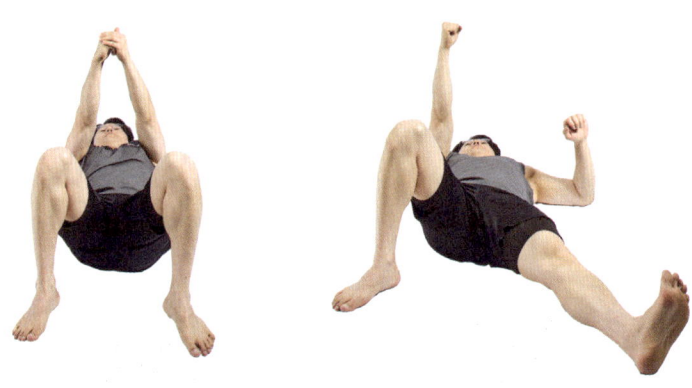

3단계 롤 투 엘보 roll to elbow

가장 어려운 부분이다. 여기서 대부분 실패하니, 설명을 잘 읽고 하길 바란다.

2단계인 한 팔 프레스 상태에서 팔꿈치로 바닥을 찍는 힘을 준다. 그리고 접어놓은 다리에 힘을 강하게 주면서 '굴러서' 일어난다.

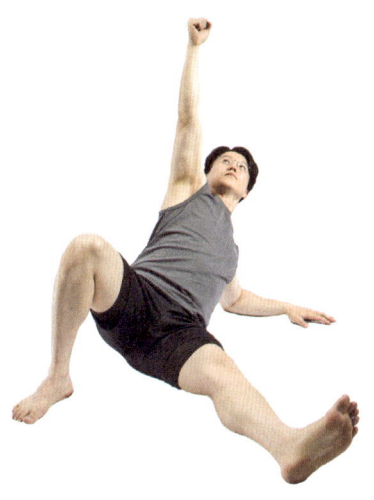

4단계 톨 싯 tall sit

접혀 있는 팔꿈치를 편다. 팔을 뒤에 받치고 앉는 자세로 바꿔준다.

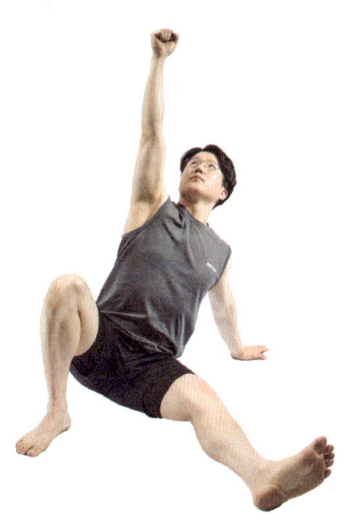

5단계 로우 스윕 low sweep

톨 싯 자세에서 그대로 엉덩이와 쭉 뻗은 다리를 바닥에서 살짝 띄운다. 그 후에 뻗어놓은 다리를 몸 아래로 가져와 접어서 무릎으로 몸을 받친다. 제대로 됐다면, 다리와 팔의 배열이 직각삼각형 모양을 만들게 된다. 아래 사진처럼 녹색 선과 파란 선이 서로 수직이 되도록 다리와 팔을 배치해야 한다.

로우 스윕도 정말 어려워하는 자세 중 하나다. 처음에는 자세 자체가 잘 나오지 않을 수 있으니 천천히 연습해보자.

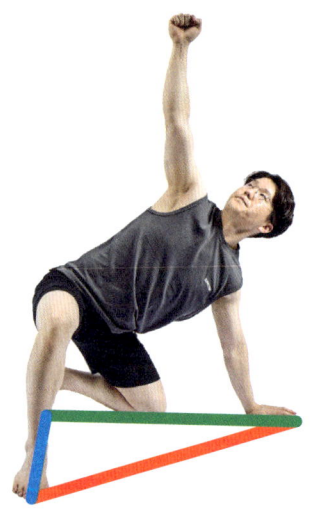

6단계 힌지 업 hinge up

이제 몸을 똑바로 세울 차례이다. 그런데 그냥 몸을 세우려고 하면 세워지지 않는다. 무게 중심이 바깥으로 쏠려 있기 때문이다. 그래서 몸통을 엉덩이 방향으로 이동시켜줘야 한다. 그 후에 몸을 세워주면 된다.

지금부터 케틀벨을 보고 있던 시선을 정면으로 바꾼다.

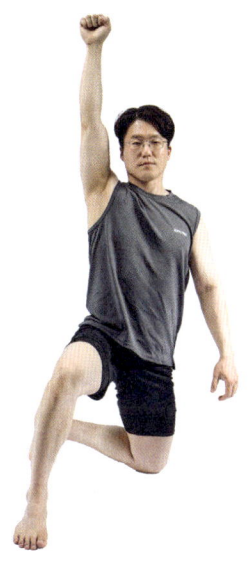

7단계 런지 lunge

이제 앞쪽 다리를 90도 돌려서 런지 자세로 바꾼다. 혹은 무릎을 꿇고 있는 쪽 다리를 90도 돌려서 런지 자세로 바꿔도 된다. 편한 것으로 하자.

8단계 **스탠딩**standing

앞쪽 다리에 무게를 싣고 일어난다.

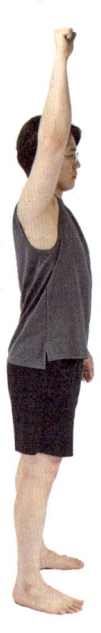

9단계 **거꾸로**

다 올라왔다면, 내려갈 차례다. 앞에서 했던 것을 거꾸로 하면 된다.

10단계 무게 잡고 해보기(케틀벨 잡는 법)

 자세 생각을 하지 않아도 쉽게 터키시 겟업을 할 수 있을 만큼 연습이 되었다면, 이때부터 케틀벨을 잡고 해보면 된다. 처음에는 가벼운 무게로 연습하는 것을 추천한다(남자 8kg, 여자 4kg). 익숙해지면 무게를 조금 높여보자.

 케틀벨을 잡을 때는 케틀벨 손잡이가 손바닥의 소지두덩에 닿도록 깊숙이 넣어야 한다. 그리고 손목을 일자로 만들어준다.

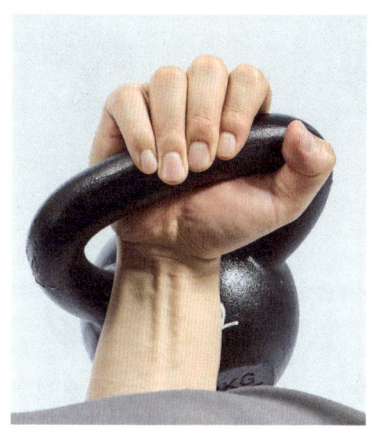
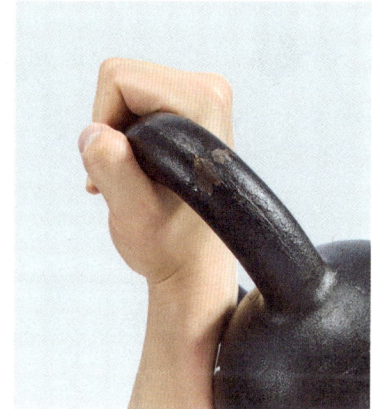
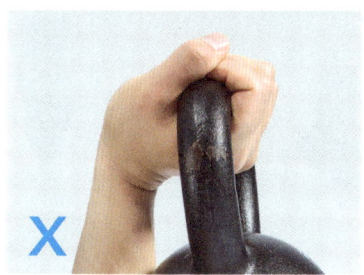

손목이 꺾였다.

터키시 겟업 단계별 순서

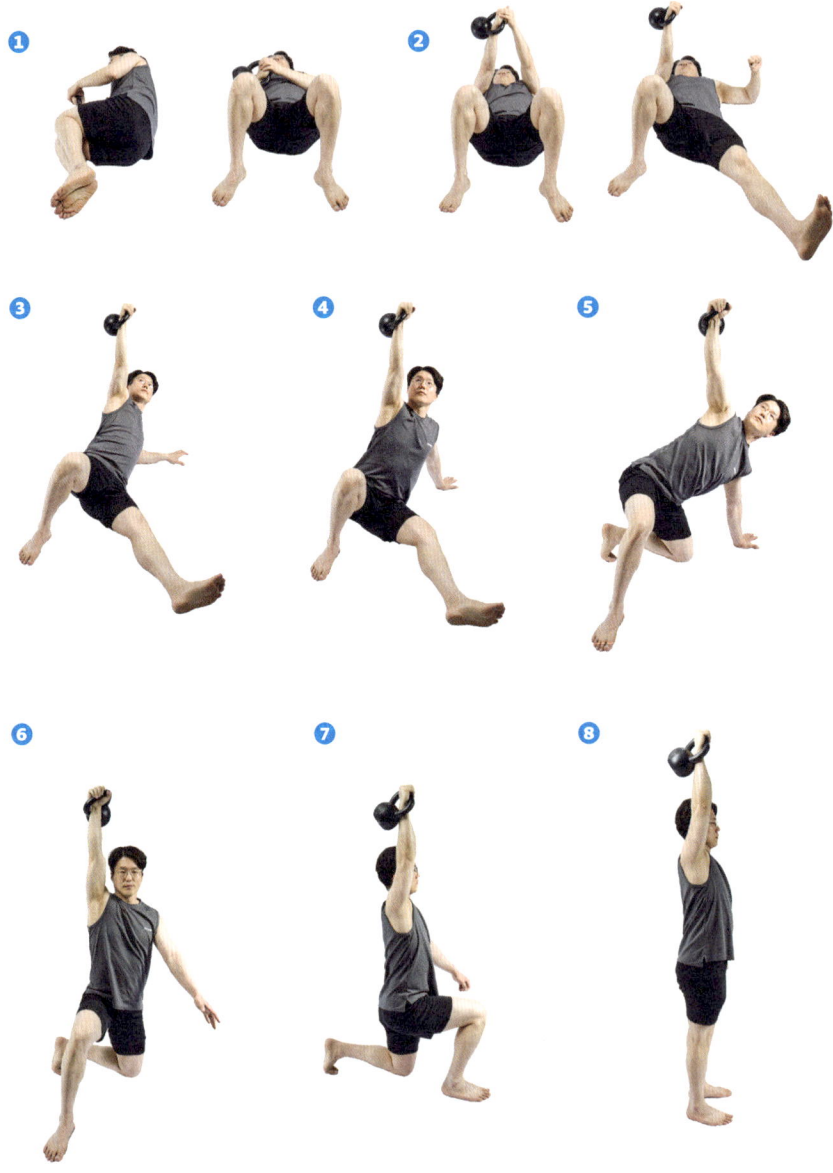

6
현실적인 운동 구성

운동 습관을 들이자

운동 자세를 배웠다고 해서 끝이 아니다. 자세로만 체력이 늘어나는 게 아니기 때문이다. 운동 자세를 정확히 연습했다면, 이제는 운동 프로그램을 이용해야 한다.

처음에는 운동 가짓수가 적은 것이 좋다. 왜냐하면 앞에서도 말했듯이 운동 습관을 들이기 위해서다. 내가 해야 하는 운동이 많아지면, 운동에 대한 부담이 커진다. 운동을 해야 하는 시간도 길어지고, 내가 신경 써야 하는 자세도 많아진다. 이건 운동 습관을 들이기에는 좋지 않다. 그래서 딱 세 가지만 하기로 한다. 3부에서 설명한 준비운동을 하고, 바벨 운동 세 가지만 하는 것이다. 그러면 40분 정도 걸릴 것이다. 여기서 유산소 운동을 추가하면 대략 1시간 이내로 운동이 끝난다.

책을 여기까지 읽었다면, '웨이트 40분은 운동량이 부족한 거 아닌가?'라는 생각은 하지 않을 것이다. 지금은 운동 효과가 아니라 습관을 들이는 기간이라는 사실을 다시 한번 강조한다.

내가 제안하는 세 가지 운동은 바로 벤치프레스, 백 스쿼트, 데드리프트이다. 일명 3대 운동이라고 알려져 있다. 난이도가 낮은 세 가지 운동을 하는 것이다. 하지만 이 세 가지만 하더라도 인간의 기본 움직임 대부분이 커버된다. 그만큼 중요한 운동이기도 하다. 벤치프레스는 밀기, 백 스쿼트는 스쿼트 움직임, 데드리프트는 힙힌지와 당기기가 모두 강화된다. 추가로 데드리프트에 대해서 더 설명하면, 데드리프트는 힙힌지 운동이기도 하지만, 당기기 운동이기도 하다. 바벨을 잡고 바를 들어올리는 것이기 때문이다. 물론, 팔로 직접적으로 바벨을 당기는 동작은 없지만, 바벨을 잡고 있는 것만으로도 당기기 기초 훈련이 된다.

준비운동

3개월 자세

- 10초 3세트를 한다. 세트 사이 휴식 시간은 1분이다.
- 4주간 매주 한 세트에 10초씩 시간을 늘린다.
- 5주 차에는 한 세트 지속 시간을 15초로 줄인다(1주 차보다 5초 늘린 것이다). 그리고 다시 매주 10초씩 늘려나간다.
- 4주마다 이 과정을 반복한다.

   > 예 1주 차 10초 3세트 → 2주 차 20초 3세트 → 3주 차 30초 3세트 → 4주 차 40초 3세트 → 5주 차 15초 3세트 → 6주 차 25초 3세트 …

- 배 전체적으로 힘이 들어가거나, 명치가 당기면 잘되고 있는 것이다.
- 시간을 늘리다보면, 허벅지 앞쪽이나 고관절 접히는 쪽이 당기는 느낌이 드는 경우가 발생한다. 이 경우에는 한 세트 지속 시간을 50%로 줄이고 다시 10초씩 늘려나간다.

힙힌지

- 10초 3세트로 한다. 세트 사이 휴식 시간은 1분이다.
- 4주간 매주 5회씩 늘린다.
- 5주 차에는 한 세트 반복 수를 8회로 줄인다(1주 차보다 3회 늘린 것이다). 그리고 다시 매주 5회씩 늘려나간다.
- 4주마다 이 과정을 반복한다.

> ⓔ 1주 차 5회 3세트 → 2주 차 10회 3세트 → 3주 차 15회 3세트 → 4주 차 20회 3세트 → 5주 차 8회 3세트 → 6주 차 13회 3세트 …

▶ 햄스트링이 당기면 잘되고 있는 것이다.
▶ 반복 수를 늘리다보면, 허리에 힘이 들어가거나 허벅지 앞쪽에 힘이 들어가는 경우가 발생한다. 이때에는 반복 수를 50%로 줄이고 다시 5회씩 늘려나간다.
▶ 한 세트당 반복 수가 25회 이상이 되면, 2.5kg 원판을 가슴에 안고 5회 3세트로 줄여서 하고 다시 5회씩 늘려나간다.

월 플랭크

▶ 10초 3세트를 한다. 세트 사이 휴식 시간은 1분이다.
▶ 4주간 매주 한 세트에 10초씩 시간을 늘린다.
▶ 5주 차에는 한 세트 지속 시간을 15초로 줄인다(1주 차보다 5초 늘린 것이다). 그리고 다시 매주 10초씩 늘려나간다.
▶ 4주마다 이 과정을 반복한다.

> ⓔ 1주 차 10초 3세트 → 2주 차 20초 3세트 → 3주 차 30초 3세트 → 4주 차 40초 3세트 → 5주 차 15초 3세트 → 6주 차 25초 3세트 …

▶ 겨드랑이(갈비뼈 부분)나 날개뼈 사이에 힘이 들어간다면, 잘되고 있는 것이다.
▶ 시간을 늘리다보면, 겨드랑이나 날개뼈 사이에 힘이 들어가지 않고 팔뚝이나 어깨에 힘이 들어가는 경우가 발생한다. 이 경우에는 한 세트 지속 시간을 50%로 줄이고 다시 10초씩 늘려나간다.

근력 운동

벤치프레스 / 스쿼트 / 데드리프트

▶ 남성은 저중량 원판 1.25kg 2개, 여성은 저중량 원판 1kg 4개, 0.5kg 2개를 준비한다.

▶ 10회 가능한 중량을 찾는다.

▶ 10회 가능한 중량으로 5회 2세트를 진행한다. 세트 사이 휴식 시간은 2분이다.

▶ 4~5일 운동하는 경우 5회 2세트, 3일 운동하는 경우 5회 3세트, 2일 운동하는 경우 5회 4세트를 추천한다.

▶ 매번 운동할 때마다 남성은 2.5kg씩, 여성은 1kg씩 무게를 올린다(남성은 저중량 원판이 없는 경우 운동 두 번마다 5kg씩 올린다).

▶ 무게를 올리다보면, 자세가 나빠지거나 반복 속도가 느려진다. 이때에는 마지막에 운동했던 중량의 50%로 줄이고 다시 무게를 올려나간다.

　예) 20kg에서 자세가 나빠졌다면 10kg로 줄여서 다시 진행한다.

유산소 운동

선호하는 유산소 운동

▶ 선호하는 운동으로 골라서 15~20분 한다. 단, 지치는 느낌이 들면 즉시 중단하고 집으로 돌아간다.

▶ 적정 심박수를 유지하면서 유산소 운동을 해야 한다. 여기서 심박수는 (220 – 나이) X 0.75 공식을 이용해서 계산한다.

30세 기준 적정 유산소 운동 심박수: (220 – 30) X 0.75 = 143

추천 유산소 운동 1
걷기, 조깅, 자전거, 줄넘기

▶ 유산소 운동을 위한 심박수를 넘지 않도록 유지하면서 15~20분 꾸준히 운동한다.

추천 유산소 운동 2
케틀벨 스윙, 로잉 머신, 2단 뛰기(줄넘기), 인터벌 달리기

▶ 1분에 한 세트씩 운동하되, 10초간 운동 후 50초 동안은 휴식을 한다.
▶ 10~20세트를 진행한다.

7
체력을 위한 단 하나의 운동, 케틀벨 스윙

만약에 운동할 수 있는 시간이 극단적으로 짧다면, 케틀벨 스윙이 답이라고 생각한다. 케틀벨 스윙은 근력 운동과 유산소 운동이 동시에 된다. 그래서 짧게는 하루에 10분만 투자해도 충분한 체력 향상 효과를 얻을 수 있다.

다만, 본격적인 운동 프로그램을 시작하기 전에, 앞에서 설명한 자세 연습을 충분히 해야 한다. 케틀벨 스윙은 다른 운동과 달리 자세가 잘못되면 다치기 쉽다.

케틀벨 스윙 자세가 잘 나오기 시작했다면, 스윙을 1분에 1세트씩 진행한다. 10초간 운동하고 나머지 50초간 휴식을 취하는 것이다. (10초 운동, 50초 휴식 법칙에 대한 자세한 내용은 4부에서 설명한다.) 실제로 케틀벨 스윙을 10초간 해보면 딱 5회를 할 수 있다. 5회만 하고, 나머지 시간에는 휴식을 취하는 것이다. 이 방식으로 총 10~30세트를 진행한다. 처음에는 10세트만 하자. 그리고 나서 힘들지 않다는 생각이 들면 세트 수를 조금씩 늘려보자.

주의사항

- 심박수가 너무 높아지지 않게 주의한다. 케틀벨 스윙을 하면서 내 심박수가 유산소 운동을 위한 심박수를 넘어가지 않도록 해야 한다. 심박수가 이 수치보다 높이 올라간다면, 휴식을 취한 후에 다시 진행하자.
- 자세가 나빠지면 바로 중단한다. 자세가 나빠졌다는 것은 지쳤다는 뜻이다. 이 상태에서 운동을 계속하면 부상을 입게 된다.
- 보통 앞에서 제안한 방법대로 운동을 하면 '생각보다 힘들지 않다'라고 여긴다. 그래서 반복 수를 늘리는 실수를 하게 되는데, 이렇게 하면 근력이 효과적으로 늘지 않을 확률이 높아진다. 만약에 힘들지 않다면 차라리 세트 수를 늘리자. 단, 30세트까지 늘려도 힘들지 않다면 무게를 늘려야 한다.

운동의 원칙

4부

운동에 대한 오해들 / 체력 향상을 위한 기본 원칙 /
운동 강도 조절하기 / 운동량 조절하기 / 프로그램 구성 원칙 /
프로그램 구성 실전 / 내 체력이 좋아졌는지 확인하는 방법

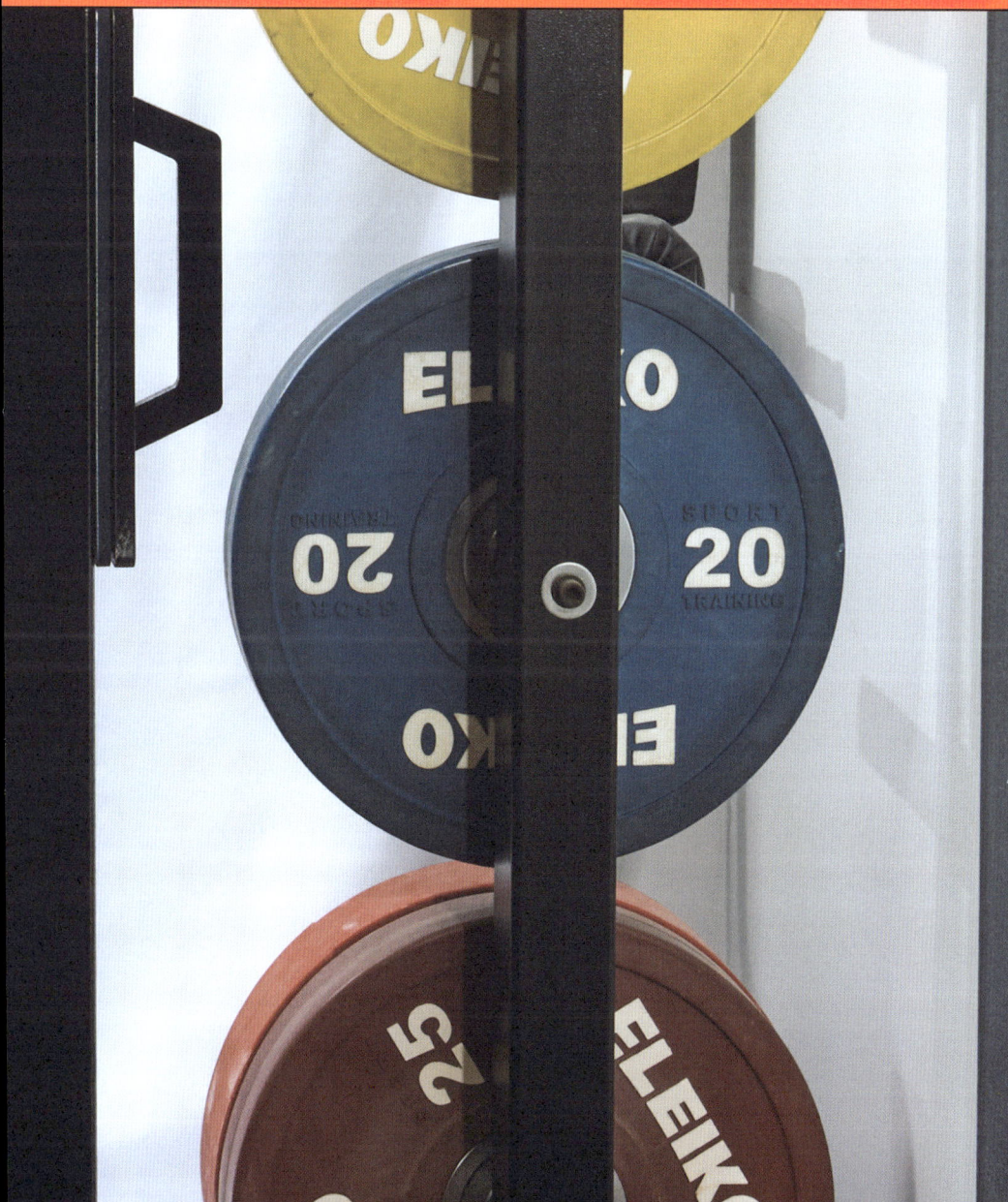

1
운동에 대한 오해들

'운동한 느낌'이 목표는 아니다

운동을 30분 하고 집에 가려고 했더니, 옆에서 한마디 한다. "아니 운동을 겨우 30분만 하면 무슨 효과가 있어? 최소 1시간은 해야지!" 이미 지쳐 있는 상황이었지만, 옆에서 뭐라고 하니 꾸역꾸역 30분을 더 하고 집에 간다. 이렇게 하니까 확실히 운동한 느낌이 난다. 다리는 후들거리고, 몸은 완전히 지쳤다. 이러니 성취감이 든다. 하지만 다음날 심한 근육통과 피로감을 느낀다. 체력이 약해서 운동을 시작했는데, 더 피곤해졌다. '이게 맞나?'라는 생각이 들기 시작한다.

스타 강사가 고등학생에게 공부 조언을 해주는 영상을 본 적 있을 것이다. 그때 가장 많이 하는 이야기가 바로 "오래 앉아 있는다고 공부를 잘하게 되는 것은 아니"라는 것이다. 누구나 이 사실을 알고 있을 것이다. 책상 앞에 오래 앉아 있으면 '공부한 듯한 느낌'이 든다. 그리고 뭔가 뿌듯하다. 하지만 성적은 생각보다 오르지 않는다. 물론 아예 놀기만 한 학생보다는 낫겠지만, 그 이상은 어렵다는 뜻이다. 운동도 마찬가지다. 미친 듯이 운동을 하면 성취감은 있겠지만, 오히려 체력이 떨어지는 느낌이 들 수도 있다. 물론 아예 아무것도 안 하는 사람보단 낫겠지만 말이다.

문제는 주변 사람들이다. 초보자들은 특히 헬스 유튜버들의 말 때문에 헷갈려한다. 그들은 "못 할 것 같을 때 '하나 더' 해야 는다. 내 한계를 극복해야 한다."라고 말한다. 그 말만 믿고 밀어붙이던 초보자들은 전부 다쳐서 병원에 가버렸다. 그 지옥에서 살아남은 소수의 사람들이 '하나 더 무새'가 되어, 초보자를 부상으로 몰아넣고 있는 것이다.

사람들은 운동을 많이 할수록 좋다고 믿는다. 공부를 많이 한 학생이 1등을 하는 게 당연하니 운동도 그럴 거라고 생각하는 것이다. 하지만 그렇지 않다. 공부도 많이 해본 사람이 많이 할 수 있다. 공부를 처음 시작한 사람은 제대로 10분만 해도 힘들다. 운동도 마찬가지다. 운동을 처음부터 많이 하려고 하면 그냥 골병만 들 뿐이다.

예를 들어 내가 야근을 12시까지 할 수 있다고 가정해보자. 어쩌다 하루만 12시까지 야근하면, 버틸 만할 것이다. 이따금씩 하는 야근은 오히려 업무 퍼포먼스도 적절하게 오르도록 도움을 줄 것이다. 하지만 매일 12시까지 야근을 하면 어떻게 될까? 번아웃을 겪어서 퇴사를 결정할 가능성이 매우 높아진다. 그렇다면 어떻게 하는 게 현명할까?

내가 대기업에서 사무직 직장 생활을 하던 시절에 팀장님이 했던 말이 생각났다. "직원들 일 많이 시키는 방법이 뭔지 알아요? 맨날 9시, 10시까지 야근 시키면 안 돼. 오히려 지쳐서 나가떨어진다구. 칼퇴도 시키고, 7시까지 야근도 시키고, 어쩌다 한 번씩 10시까지 야근 시키는 거야. 그렇게 해야 일을 최대한 많이 할 수 있어요."

그 당시에 나는 이 사람 미쳤다고 생각했다. 하지만 시간이 지나니, 그 안에 정말 많은 경험이 들어 있었다는 사실을 알게 되었다. 다만, 이 이야기를 악용하는 팀장님들이 없길 바란다.

　직장인 야근의 예는 운동에서도 동일하게 적용할 수 있다. 내 체력적 능력이 100인 사람이 매일 100을 꽉 채워서 운동하면 어떻게 될까? 다쳐서 병원에 가거나, 운동 전보다 더 큰 피로감을 느끼게 된다. 회복이 덜 됐는데도 불구하고 계속 몰아붙였기 때문이다. 물론 이렇게 하면, 운동을 열심히 한 느낌이 들어서 뿌듯하긴 할 거다. 하지만 이는 운동을 포기하게 만드는 원인이 된다.

　그래서 내 능력의 70~80%만 사용하고 집으로 돌아가야 한다. 운동할 때 힘을 다 쓰는 것이 아니라, 힘을 남겨놓아야 한다. 지치지 않을 정도로만 운동을 하는 것이다. 이게 아프지 않고 체력을 꾸준히 올리는 방법의 핵심이다. 하지만 대부분 초보자들은 나보다 체력이 훨씬 높은 사람들이 하는 것을 그대로 따라한다. 그리고 대부분 실패한다. 운동하다가 다쳐서 정형외과에 가는 사람이 많은 것을 보면, 대부분 이런 식이다.

　헬스장에서 내 능력의 100%를 다 쓰고 돌아오면 '운동을 열심히 한 느낌'이 든다. 하지만 이런 느낌만으로 체력이 올라가진 않는다. 나에게 맞는 운동 강도와 운동량을 설정할 줄 알아야 한다. 이것만 제대로 할 줄 알아도 체력은 무조건 늘 수밖에 없다.

운동 후에 다리가 후들거리면 안 되는 이유

운동에 대한 잘못된 상식이 정말 많다. 그중 가장 잘못된 상식은 "하체 운동을 하고 나면 다리가 후들거려야 한다" 혹은 "상체 운동을 하고 나서 팔이 제대로 올라가면 안 된다" 같은 것들이다. 운동 후에 몸 상태가 정상적이지 않다는 것은 운동 중에 다음의 세 가지 실수를 저질렀음을 의미한다.

제대로 움직이지 못할 때까지 반복했다

운동을 해보면 이런 경험해봤을 것이다. 처음에는 올바른 자세가 잘 나오다가, 반복 수가 많아질수록 자세 유지가 되지 않는다. 운동 후에 다리가 후들거릴 정도로 운동을 했다면, 자세가 망가질 때까지 반복했을 가능성이 매우 높다. 특히 초보자들일수록 이런 경향이 매우 심하다.

어쩌다 한 번씩 이렇게 하는 것은 문제가 아니다. 항상 근육이 다 털릴 정도로 운동하는 것이 큰 문제다. 이게 반복되면, 항상 잘못된 자세를 연습하게 된다. 이는 근육을 잘못 사용하는 연습이므로 근육의 심한 불균형이 생기기도 한다. 나중에 병원에서는 이상 없다고 하지만, 만성 통증에 시달리게 될 수도 있다.

지쳐서 못 할 때까지 운동은 하지 말자. 하더라도, 나중에 중급자 이상이 되었을 때 가끔씩 해주는 것이 좋다.

느려질 때까지 반복했다

반복 속도가 느려진다는 것은 내 몸에 힘이 빠졌다는 것을 의미한다.

힘이 빠졌는데도 억지로 반복하면, 힘을 효율적으로 키우지 못한다. (그 이유는 뒤에서 조금 더 설명하겠다.) 속도가 느려졌다면, 내 능력의 100%에 도달했다고 생각해야 한다. 그러므로 더 길게 휴식을 취하고, 덜 반복해야 한다. 그리고 무게를 낮추자. 운동한 듯한 느낌에 취하면, 결과는 '부상'이다.

내 능력의 100%를 사용했다

다리가 후들거릴 정도로 운동을 했다는 것은 내 능력의 100%를 사용했다는 것을 뜻한다. 혹은 그 이상을 썼을지도 모른다. 내 능력의 100%를 넘겼는데도 불구하고 운동을 지속하면, 어딘가에 빚을 지고 운동하는 것이다. 사람들은 한계를 깨는 노력을 해야 한다고 말하지만, 현실은 그렇지 않다. 그저 순리대로 하면 내 한계는 자연스럽게 깨진다.

나를 100%까지 밀어붙이면 회복 시간만 더 오래 걸린다. 빚을 졌기 때문에 당연한 것이다. 이런 식으로 운동해놓고, 매일 운동하면 회복이 되지 않는다고 불평하는 사람들이 있다. 내 능력의 70~80%만 사용해야 매일 운동할 수 있게 되고, 내 실력은 더 빠르게 좋아진다. 결국 남들보다 더 빠르게 체력이 올라가게 된다.

저질체력에서 가장 빠르게 벗어나는 방법은 운동을 더 강하게 하는 게 아니다. 운동을 덜 해야 한다. 운동이 끝나고 나면, 힘이 빠지는 느낌이 드는 게 아니라 오히려 힘이 더 강해진 듯한 느낌을 받아야 한다.

유산소 운동은 무조건 30분?

운동 초보자들이 운동을 하다가 다치는 이유는 아주 간단하다. 어떤 숫자에 매몰되기 때문이다. 항상 "몇 회 몇 세트 해야 하나요?" "유산소 운동은 몇 분 하는 게 효과적인가요?"와 같은 질문이 나온다.

유산소 운동을 할 때는 유산소 운동이 잘되는 심박수를 유지해야 한다. 어느 정도 심박수를 유지해야 하는지는 뒤에서 설명하겠다. 그런데 문제는 심박수만 적절하게 유지하면, 오래 뛰어도 별문제 없다고 여기는 것이다. 그래서 획일적으로 "유산소 운동은 최소 30분은 해야 돼. 그래야 효과적이야."라고 생각하는 사람이 많다.

특히 최근에 달리기를 하다가 다치는 사람이 많은 이유가 바로 이것이다. 옆 사람이 매일 5km를 뛴다고 하니까 나도 그렇게 해야 할 것 같다는 생각이 든다. 하지만 실제로 달려보면 5km는 생각보다 쉽지 않은 거리다. 달리기를 잘하는 사람에게는 쉬운 것이라도, 초보자인 나에게는 어려울 수 있다는 사실을 받아들여야 한다.

아무리 심박수를 낮게 유지하더라도 유산소 운동 시간이 길어지면 몸에는 그만큼 많은 부하가 걸린다. 천천히 뛰더라도 42.195km 풀코스 마라톤을 완주하는 사람이 드문 게 바로 이 때문이다. 군대에서 30km 행군을 해본 사람은 알 것이다. 30km는 맨몸으로 걷기만 해도 힘든 거리다. 행군을 할 때 심박수는 낮게 유지되지만, 부상자가 속출한다. 몸이 30km를 행군할 수 있을 정도로 강화되지 않았기 때문이다.

이런 이유 때문에, 유산소 운동에서는 남과 나를 비교할 필요는 없다. 옆사람이 10km를 뛰든 말든, 나는 500m만 뛰어도 괜찮다. 초보자에게는 1분이든 5분이든 유산소 운동의 효과가 있다. 대신, 나한테 어느 정도가 적당한지를 잘 알아야 한다. 오롯이 나의 몸이 어떻게 반응하는지만 확인하면 된다. 아무리 심박수를 낮게 유지했어도, 유산소 운동을 하다가 지치고 힘 빠지는 느낌이 든다면 이건 내 유산소 능력의 100%를 다 사용한 것이라고 생각해야 한다. 그러면 운동을 그만두고 집에 가야 한다.

'천릿길도 한 걸음부터'라는 말이 있다. 이건 어떤 일을 시작하는 것이 중요하다는 말이기도 하지만, 차근차근 해나가다보면 도달할 수 없을 것 같던 먼 곳에도 갈 수 있다는 뜻이다. 지금은 비록 유산소 운동 5분 만에 지칠 수도 있을 것이다. 하지만, 내가 말한 대로 하다보면 어느새 30분, 1시간도 지속할 수 있는 체력을 만들 수 있게 될 것이다. 조급해하지 말자.

2
체력 향상을 위한 기본 원칙

원칙 1
준비운동을 먼저 한다

운동을 시작할 때 어떤 준비운동을 하는가? 아마도 팔 몇 번 돌리고, 어깨 스트레칭 해준 후에 바로 운동에 들어갔을 것이다. 대부분 이런 식으로 대충 준비운동을 한다. 제대로 하는 사람은 굉장히 드물다. 사람들을 가르쳐보면 전부 다 똑같다. 수강생들이 나의 수업을 들을 때는 준비운동을 철저히 한다. 왜냐하면 내가 시키기 때문이다. 그런데 나에게 배우는 사람들도 혼자 운동할 때는 준비운동을 하지 않는다. 그러고는 나중에 몸 어딘가가 아프다고 하는 경우가 대부분이다.

왜 사람들은 점점 준비운동을 소홀히 하게 될까? 그렇게 중요한지도 잘 모르겠고, 귀찮기 때문이다. 정확하게는 준비운동을 하고 나서 운동할 때와 하지 않고 운동할 때의 차이를 잘 느끼지 못하기 때문일 거라고 생각한다. 3부에서 설명했듯이, 무조건 세 가지 준비운동을 해야 한다. 3개월 자세, 힙힌지, 월 플랭크.

시간이 없어서 못 하겠다는 말을 하는 사람도 있다. 시간이 없다면, 차라리 본 운동을 줄이자. 하루 종일 앉아서 모니터만 보던 몸이 헬스장에 가서 준비운동 없이 운동을 한다는 것은 다치러 가는 것과 같기 때문이다. 항상 준비운동으로 잘 움직여지는 몸으로 만들어야 한다. 그 후에 운동을 해야 무거운 중량을 들어도 다치지 않는다.

원칙 2
힘을 강하게 쓰는 연습을 한다

1부에서 체력을 효율적으로 키우기 위해서는 근력과 유산소 능력을 키우는 것이 중요하다고 말했다. 그렇다면, 이 두 가지 능력을 어떻게 키울 수 있을까? 바로 이 두 가지 능력을 최대한 자주 사용해주면 된다. 우리 몸은 자주 사용하는 것은 발달시키고, 사용하지 않는 것은 퇴화시키기 때문이다. 우리가 체력이 약해지는 이유는 근력과 유산소 능력을 활용하는 활동을 전혀 하지 않아서다. 즉, 근력과 유산소 능력이 퇴화한 것이다.

힘을 강하게 사용하는 연습을 하면, 우리는 힘이 강한 사람이 된다. 같은 사람이지만, 오래달리기를 많이 하면 오래달리기를 잘하는 사람이 된다. 이걸 어려운 말로 '특이성의 원리'라고 한다. 특이성의 원리는 우리가 훈련하는 방식에 따라서 우리 몸이 다르게 적응된다는 것을 의미한다. 예를 들어, 우리가 달리기 훈련을 하면 달리기 능력이 좋아진다. 같은 하체 운동이지만, 스쿼트만 하던 사람이 달리기가 잘 늘지 않는 이유는 바로 이것 때문이다(물론 상황에 따라서 늘기도 한다). 또 다른 예로는 단거리 달리기와 오래달리기다. 이 둘은 같은 달리기지만, 사용되는 힘과 지속시간이 다르다. 그래서 단거리 달리기만 하는 사람은 오래달리기를 잘하지 못한다. 즉, 내가 어떻게 하느냐에 따라서 몸이 다르게 발달한다는 뜻이다. 이 원리를 이해하고 운동하는 것과 이해하지 못하고 운동하는 것은 천지차이다.

힘을 강하게 사용하는 연습을 하기 위해서는 어떻게 해야 할까?
- 무게가 무거워야 한다. 그래야 우리 몸이 더 강한 힘을 쓸 수 있다.
- 휴식시간이 길어야 한다. 그래야 힘을 더 많이 회복한 후에 무거운 무게를 들 수 있다.
- 반복 수가 적어야 한다. 그래야 힘이 빠지기 전에 멈출 수 있다.

그렇다면 유산소 능력을 발달시키기 위해서는 어떻게 해야 할까?
- 적정 심박수를 유지해야 한다. 심박수가 너무 높아도, 너무 낮아도 유산소 운동이 되지 않는다.
- 지치지 않아야 한다. 지쳤다는 것은 이미 내 유산소 능력을 초과해서 운동했다는 뜻이다.

직장에 처음 들어갔던 때를 생각해보자. 누구나 처음에는 일이 서투르고 실수투성이다. 하지만 계속 출근해서 일을 하다보면, 누구나 어느 정도 잘하게 된다. 그게 어떤 일이든 말이다. 물론 훨씬 높은 수준의 실력을 가지기 위해서는 추가적인 노력과 재능이 필요할 것이다. 하지만 누구나 '그저 하는 것'만으로도 어느 정도 수준까지는 실력이 올라간다.

체력을 올리는 것도 마찬가지다. 힘을 강하게 사용하는 연습을 하고, 유산소 능력이 발달하는 조건에 맞춰 운동을 하면 체력이 발달할 수밖에 없다. 즉, 내 목적에 맞게 운동을 하기만 하면, 내가 원하는 것을 어느 정도 성취해낼 수 있다. 물론, 선수가 될 수는 없지만 누구나 힘이 세고, 체력이 좋다고 인정해줄 정도로는 성장할 수 있다. 그래서 이 책의 초반부에 목적에 맞는 운동을 하는 것이 중요하다고 말한 것이다. 특히, 시간을 내기 어려운 직장인일수록 그렇다.

원칙 3
자세를 최우선으로 생각한다

초보자일수록 운동 효과에 대한 집착이 강하다. 당장 빨리 힘이 강해지고 싶고, 체력이 올라야 한다고 생각한다. 이게 문제를 만든다. 운동 효과를 걱정하면, 자세가 나빠져도 "2개 더" 반복하게 된다. 하지만 초보자들은 지치면 자세부터 망가진다. 망가진 자세는 장기적으로 나의 몸을 아프게 만든다. 그러니 운동을 시작한 지 얼마 안 된 사람일수록 자세에 초점을 맞춰서 연습해야 한다. 운동 20년 차인 나도 자세를 1순위로 신경 쓸 정도다. 그래서 처음에는 운동 효과에 대해서 신경 쓰지 않는 것이 좋다.

"못 할 것 같을 때, 하나 더 해야 는다"라는 말은 운동할 의지가 없는 사람에게 운동을 조금이라도 더 시키려고 하는 것이니 걸러 듣도록 하자. 한계는 내가 뛰어넘는 것이 아니라, 자연스럽게 넘어가게 되는 것이다.

'노오오오오력'해서 한계를 넘으려고 하다간 항상 부상이라는 리스크를 마주하게 된다. 물론, 운이 좋게 살아남으면 남들보다 더 빨리 강해질 '수도' 있다. 하지만 대부분은 부상을 입고 운동을 접는다. 운동선수도 아닌데, 굳이 이런 리스크를 안아야 할 이유가 있을까?

3
운동 강도 조절하기

중량 기준 설정하기

벤치프레스를 40kg으로 10회 3세트를 한다고 가정해보자. 누군가에게는 정말 가벼운 무게이겠지만, 다른 누군가에게는 한 번도 들지 못할 정도로 무거운 무게일 수 있다. 그렇기 때문에 내가 얼마큼의 중량을 들 수 있는지 측정을 해봐야 한다. 즉, 운동 강도를 제대로 조절하기 위해서는 내 힘이 어느 정도인지 정확히 파악하는 것이 중요하다. 앞에서 말한 지피지기 백전불태를 기억하는가? 적을 알고 나를 알면, 백 번 싸워도 위태롭지 않다고 말했다. 내가 들 수 있는 중량을 알고 있는 것은 '나를 아는 것'에 해당한다. 내 소중한 몸을 운에 맡기지 말고, 모든 것을 데이터화해야 한다.

하지만 주의할 것이 있다. 항상 자세 연습이 먼저다. 자세 연습을 한 달 정도 충분히 한 후에 중량 측정을 해보는 것을 추천한다. 그런데 측정을 한 번도 해본적이 없는 초보자들은 어떻게 해야 할지 막막할 것이다. 추천하는 방법은 무게를 쭉쭉 올리면서 5회씩 해보는 것이다. 무게를 올리다보면, '와 이거 엄청 무겁네'라는 생각이 드는 중량을 만나게 된다. 이 중량에서 내가 몇 회 반복 가능한지 테스트해본다. 이 테스트를 하면, 같은 중량이라도 어떤 사람은 5회 정도 들 수도 있고, 어떤 사람은 3회 정도 들어올릴 것이다. 이건 사람마다 다 다르다.

예를 들어, 40kg으로 8회를 들었다면, 이 중량을 8RM이라고 말한다. RM(Rep Max, 반복 최대치)은 한 사람이 특정한 무게를 최대 몇 번까지 반복할 수 있는지를 나타내는 용어다. 여기서 8RM은 '최대 여덟 번까지만 들 수 있는 무게'를 뜻한다. 그럼 1RM은? 최대 한 번 들 수 있는 중량이다. 숫자가 커질수록 다룰 수 있는 무게는 가벼워지고, 숫자가 작을수록 무거워진다. RM은 반복 수가 아니다. 중량이다. 생각보다 이걸 엄청 헷갈려 한다. 우리는 이 간이테스트를 통해서 얻은 중량을 이용해 내 1RM이 어느 정도인지 추정해볼 것이다.

이 테스트를 할 때 주의할 것이 있다. 반복 수가 10회를 넘어간다면 다시 테스트를 해야 한다. 1RM을 추정할 때, 10회 이상의 반복 수를 이용하면 정확도가 매우 떨어지기 때문이다. 그래서 이 테스트를 할 때, 1~10회 사이의 반복이 된다면 적정 중량을 잘 찾은 것이라고 생각하면 된다.

그리고 측정할 때 항상 자세를 최우선으로 해야 한다. 자세가 나빠지면 그 즉시 그만하고 바벨을 내려놓아야 한다. 자세가 망가졌다는 것은 내 근육들 중 일부가 한계를 넘어갔다는 뜻이기 때문이다. 그 이상 측정하게 되면, 운동할 때 운동 강도가 과도하게 높아지게 돼서 부상의 원인이 된다.

테스트를 했다면, 내 1RM 중량을 추정해보자.

1RM을 계산하는 방법

1. 현재 다룰 수 있는 무게와 반복 횟수를 찾는다. 예를 들어, 50kg으로 최대 8번 반복할 수 있다고 가정한다.
2. 1RM 환산표에서 해당 반복 횟수의 1RM 대비 %를 찾는다. 보통 8회 반복할 수 있는 무게는 1RM의 80%에 해당한다.
3. 현재 사용한 무게를 1RM 비율로 나눠서 1RM을 구한다. 50kg ÷ 0.80 = 62.5kg 즉, 1RM은 약 62.5kg이 된다.

1RM 환산표

추정 1RM	
최대 반복 수	최대 중량(1RM) 대비 %
1	100.0
2	95.0
3	92.5
4	90.0
5	87.5
6	85.0
7	82.5
8	80.0
9	77.5
10	75.0

혹은 간단하게 1RM 계산기를 사용해도 된다. 구글에서 '1RM 계산기(혹은 1RM calculator)'라고 검색하면, 간단하게 검색할 수 있는 사이트가 나온다. 이 계산기에 내가 측정한 무게와 반복 수를 입력하면, 내 추정 1RM을 구할 수 있다.

1 1RM 계산기 사이트에서 내가 측정했던 운동 종목을 선택한다.
2 내가 측정한 중량과 반복 수를 입력한다.
3 '계산하기'를 누르면 내 최대 중량인 1RM을 구할 수 있다.

점진적 과부하

내 몸이 어느 정도의 힘을 가졌는지 알았다면, 측정된 중량을 기준으로 중량이나 반복 수, 세트 수를 조금씩 올려나가야 한다. 이걸 점진적 과부하라고 말한다. '부하load'를 조금씩 늘려나간다는 뜻이다.

1부에서 체력이 좋아지기 위해서는 몸에 '적당한 스트레스'를 줘야 한다고 말했다. 그래야 우리 몸은 이 스트레스를 이겨낼 수 있는 몸이 된다. 즉, 전보다 더 강해지는 것이다. 여기서 가장 중요한 것이 바로 '적당한'인데, 초보자들은 어느 정도 스트레스가 적당한지를 잘 모를 수밖에 없다. 대부분 스트레스가 너무 많거나 너무 적다. 즉, 운동 강도가 너무 높거나, 너무 낮은 것이다. 운동 강도가 너무 높으면 내 몸이 강해지기도 전에 망가진다. 내 몸이 적응하는 데는 시간이 걸리기 때문이다. 반대로 스트레스가 너무 적으면 내 몸이 변화하지 않는다.

그렇다면 적절한 중량이 어느 정도인지는 어떻게 찾을까? 먼저 앞에서 측정을 통해서 나의 힘이 어느 정도인지 확인했다. 그것을 기준으로 내가 몇 kg으로 운동을 시작할 것인지, 그리고 운동할 때마다 몇 kg씩 무게를 올릴지, 반복 수와 세트 수는 어떻게 할지를 결정해야 한다. 그렇기 때문에 측정을 통해서 내 능력을 확인하는 것이 매우 중요하다. 지금부터 측정한 데이터를 이용해서 어떻게 점진적 과부하를 하는지를 75% 이론, 8:2 법칙, 운동량 조절하기 등을 통해서 자세히 설명하겠다.

75% 이론

세계적인 스트렝스 코치인 파벨 차졸린과 댄 존이 함께 쓴 책인 《이지 스트렝스》에는 이런 말이 적혀 있다.

"세이코가 최고의 러시아 파워리프터들의 훈련량을 분석한 결과, 스트렝스 획득을 위한 가장 효과적인 평균 강도는 70% 정도라는 사실을 발견했다. 다만 그는 이 데이터가 항상 1RM의 70%를 사용하라는 의미로 해석되어서는 안 된다고 경고했다."

이 말은 무슨 뜻일까? 내 최대 능력치의 70%를 주로 사용해야 한다는 의미다. 하지만 70%만 사용해서는 안 된다. 때로는 더 낮은 강도로 운동을 하기도 하고, 어떤 날은 못 할 것만 같은 고강도로 밀어붙이기도 해야 한다. 그 평균이 바로 70%라는 뜻이다.

예를 들어, 100kg을 들 수 있는 사람의 운동 프로그램을 살펴보면, 대략 70~80kg 중량을 들어올리는 연습을 가장 많이 한다. 하지만 때로는 60kg을 들기도 하고, 90kg을 들기도 한다. 이 정도가 '적당한 스트레스'이다.

일반적으로 초보자들은 100kg을 들 수 있는 사람이 더 강해지기 위해서는 100kg을 들어야 한다고 생각한다. 즉, 내 능력의 100%를 사용하는 것이다. 하지만, 이렇게 하면 내 몸에 너무 과도한 스트레스를 주게 된다. 즉, 강해지기도 전에 다치게 된다. 우리가 강해지기 위해서는 내 능력의 70~80%를 주로 사용해야 한다. 이것만 기억하면 된다.

그래서 만든 것이 바로 75% 이론이다. 아주 쉽게 운동 강도를 70~80% 유지할 수 있도록 체계화했다. 여기서 주의할 것이 있다. 일반적으로 초보자일수록 운동 강도가 높으면 좋다고 생각한다. 그래서 내 최대 중량의 70~80%를 사용하라고 하면, 대부분 80%에 가깝게 하려고 한다. 강도는 높은 것보다는 약간 낮은 게 낫다. 그래서 80%보다는 70%에 가깝게 강도를 유지해주는 것이 훨씬 좋은 선택이다.

내 운동 강도를 75% 정도로 맞추기 위해서는 먼저 내 최대 능력치를 알아야 한다. 여기서 내 최대 능력치는 운동할 때 무게를 바꿀 것인지 혹은 반복 수를 변화시킬 것인지에 따라서 달라진다.

예를 들어, 데드리프트를 하는데 무게를 늘리면서 운동하겠다고 하면, 데드리프트 최대 중량을 알아야 한다. 이건 앞에서 설명한 중량 측정 방법을 참고해서 측정 후 1RM을 계산해보면 된다. 하지만 무게만 늘리는 운동을 하진 않을 것이다. 3대 운동을 제외하고 다른 운동은 반복 수를 늘려주는 것이 더 적절한 경우가 많기 때문이다. 예를 들어서 턱걸이의 경우에는 중량을 늘리고 줄이기가 쉽지 않다. 그래서 이런 경우에는 내가 최대 몇 회 반복 가능한지 측정해봐야 한다.

이제 어떻게 내 운동 강도를 75%로 만들지 이야기해보자. 일단 기본 개념은 이렇다. 내 최대 능력의 50%로 시작한다. 그리고 매번 운동을 하러 갈 때마다 내 최대 능력의 5%씩 운동 강도를 올리는 것이다. 이렇게 강도를 올리다보면, 어느 순간부터 강도를 더 올리지 못하게 된다. 이런 순간을 만나면, 다시 운동 강도를 마지막에 했던 강도의 50%로 줄인다. 이렇게 하면 운동 강도를 대략 75% 정도로 맞출 수 있게 된다.

75% 이론 – 중량 버전

75% 이론을 조금 더 자세하게 알아보자. 운동 강도를 바꿀 때, 우리가 바꿀 수 있는 것은 중량과 반복 수라고 말했다. 중량을 바꾸는 운동은 내 최대 중량의 50%로 시작하면 된다. 예를 들어, 데드리프트 100kg을 들 수 있는 사람은 50kg부터 시작하는 것이다. 너무 가벼운 거 아닌가 싶지만, 원래 시작은 가볍게 해야 한다. 중량을 올려가야 하기 때문이다. 낮은 무게에서는 자세 연습을 하고, 무게가 어느 정도 무거워지면 그때 힘이 늘어난다고 생각해도 좋다.

그렇다면 몇 kg씩 올리는 것이 좋을까? 내 최대 중량의 5%인 5kg이다. 혹시나 오해할까봐 다시 언급한다. 무조건 5kg씩 올리라는 말이 아니다. 사람마다 능력치가 다르다. 그렇기 때문에, 5%로 제안한 것이다. 다음 표에 운동할 때 중량이 어떤 식으로 변화하는지 예를 들어 표기해놓았다. 데드리프트 100kg을 들 수 있는 사람이 주 4회 운동을 하고, 한 세트에 5회씩 한다고 가정했다.

	월	화	수	목	금
1주	50kg	55kg		60kg	65kg
2주	70kg		75kg	80kg	85kg
3주	90kg	95kg (5회 실패)		45kg (무게 줄임)	50kg
4주	55kg	60kg	65kg		70kg

이 표에서 95kg에서 실패한 것을 보고 의아했을 것 같다. 참고로, 100kg은 내가 '한 번' 들 수 있는 최대 중량이다. 그런데 운동을 할 때에는 1회만 하지 않는다. 이 표는 한 세트에 5회 정도 든다고 가정한 것이기 때문에 당연히 내 최대 중량인 100kg보다 낮은 중량에서 5회 드는 것을 실패할 수밖에 없다.

75% 이론 – 반복 수 버전

이번엔 반복 수를 바꿔서 운동 강도를 75%로 만드는 방법이다. 예를 들어, 푸시업을 최대 10회 가능하다고 가정해보자. 10회를 하면 내 능력의 100%를 사용하는 것이다. 그래서 맨 처음에는 내 최대 반복 수의 50%인 5회부터 시작하는 것이 좋다.

중량 버전과 마찬가지로 반복 수도 내가 할 수 있는 최대 반복 수의 5%씩 늘려준다. 10회의 5%는 0.5회이다. 그러므로 이틀에 한 번씩 반복 수를 1회씩 늘려주면 된다.

이번 표에서도 10회에서 실패하는 모습을 예로 들었다. 이렇게 된

	월	화	수	목	금
1주	5회	5회	6회		6회
2주	7회	7회		8회	8회
3주	9회		9회	10회(실패)	
4주	5회 (반복 수 줄임)	5회		6회	6회

이유는 운동을 할 때 한 세트만 하지 않기 때문이다. 10회 반복이 최대인 사람은 10회 한 세트만 겨우 가능하다. 2~3세트 넘어가게 되면 당연히 나머지 세트들은 10회를 채우지 못한다.

자세와 속도로 판단하라

앞에서 중량이 무거워서 실패하는 상황과 반복 수가 많아서 실패하는 상황에 대한 예를 들었다. 그런데 초보자들은 더 이상 반복하지 못하는 것 자체를 실패라고 생각한다. 하지만 내가 말하는 반복 실패의 기준은 '속도와 자세'이다.

내 능력의 100%에 가까워지면, 속도가 느려지고 자세가 나빠진다. 일반적으로 초보자들은 속도가 느려지기 전에 자세가 먼저 나빠지는 경향이 있다. 즉, 반복을 하다보면 원래 해야 하는 자세를 하지 않고 다른 자세를 하게 되는 것이다. 스쿼트의 경우 무릎이 모이고, 데드리프트는 허리가 굽어진다. 이런 식으로 자세가 나빠진다면, 즉시 그만해야 한다. 예를 들어서 벤치프레스를 하는데, 8회까지는 정자세로 되다가 9~10회는 팔꿈치가 벌어지면서 반복했다고 가정해보자. 이런 경우에는 10회를 한 게 아니라, 8회를 한 것이다.

그러면 "자세를 신경 쓰면서 더 하면 되지 않나요?"라고 말하는 사람들이 분명히 있을 것이다. 일반적으로 힘이 떨어져서 나빠진 동작을 억지로 '올바른 것처럼 보이는' 자세로 바꾸는 것은 추천하지 않는다. 이 경우에는 원래 사용해야 하는 근육을 사용하지 않고, 다른 근육을 사용하기 때문이다. 이건 올바른 자세를 '흉내'내는 것이다. 어쩌다 한 번씩은 괜찮겠지만, 이런 식의 접근을 오래 하면 나중에 관절 어딘가가 아파지게 된다.

그런데 초급자에서 중급자, 상급자로 갈수록, 운동 강도가 높아져도 자세가 나빠지는 상황은 줄어든다. 그러므로 상급자라면 자세를 보고 실패지점을 판단하면 안 된다. 대신 속도를 보고 판단해야 한다. 내 능력의 100%에 가까워지면 반복 속도가 느려진다. 만약에 운동 중에 속도가 평소 반복 속도보다 1/2정도로 확연히 느려졌다면, 그만하고 내려놓는 것이 좋다.

이 법칙은 단순히 측정할 때만 적용되는 것은 아니다. 우리가 운동을 하면서 무게를 올리고 반복 수를 늘리다보면, 당연히 나의 100% 능력을 사용하는 순간이 온다. 이 순간을 알아채는 방법으로 자세와 속도를 제안한 것이다. 그러므로 평소 운동할 때 인터넷에 퍼져 있는 운동 프로그램을 하든, 내가 제안하는 75% 이론을 하든, 속도가 느려지거나 자세가 나빠진다면 운동을 중단해야 한다. 그리고 중량을 내리거나 반복 수를 줄여야 한다. 이렇게 해야 다치지 않고 체력을 키울 수 있다.

이것은 앞에서 언급한 특이성의 원리와 연관 지어서 설명할 수 있다. 예를 들어, 내가 힘을 강하게 내는 연습을 많이 하면 힘이 강한 사람이 된다고 말한 것을 기억하는가? 이걸 어려운 말로 특이성의 원리라고 했다. 속도가 느려졌다는 것은 내 힘이 약해졌다는 것을 뜻한다. 즉, 속도가 느려졌는데도 불구하고 추가적으로 반복을 하려고 노력하는 것은 '약한 힘을 내는 연습'을 하는 것과 같다. 이것은 근력을 효율적으로 향상시키기에는 적절한 방법이 아니다.

자세가 나빠지는 것도 마찬가지다. 최대한 좋은 자세가 유지되는 선까지만 반복하면 내 몸은 좋은 자세를 만드는 몸이 된다. 하지만 자세가 나빠졌는데도 불구하고 억지로 더 반복한다면, 점점 나쁜 자세를 만드는 몸이 된다. 나중에 가면 자세를 올바르게 고치기가 어려워진다.

그러므로 내가 반복하지 못할 때까지 밀어붙이는 실패지점 훈련은 가능하면 하지 말아야 한다. 간혹 주변 사람들의 보조를 받아 강제로 '2개 더' 반복하기도 하는데, 이런 것을 하지 말아야 한다. 우리의 목적은 체력의 중요한 요소 중 하나인 근력을 키우는 것이기 때문이다. 내가 힘을 최대한 강하게 내기 위해서는 어떤 조건이 있는지를 생각해야 한다. 그중의 하나가 반복을 실패할 때까지 하지 않는 것이고, 다른 하나는 휴식시간이다. 휴식에 대해서는 뒤에서 설명하겠다.

무게 올리는 방법

75% 이론을 통해서 무게를 얼마큼 올려야 할지 계산해봤을 것이다. 여기서 문제가 발생한다. 내가 100kg을 들 수 있다면, 100kg의 5%인 5kg

을 올리면 될 것이다. 근데, 100kg을 들 수 있는 사람이 이 책을 보고 있을 가능성은 없다. 아마 무게를 올리면 1~3kg 정도일 텐데, 헬스장에 있는 원판의 최소 중량은 2.5kg이다. 바벨에는 원판이 2개가 들어가야 하니, 최소 5kg만 올릴 수 있는 것이다.

그렇다고 획일적으로 5kg씩 올리면 안 된다. 이렇게 하면 제대로 힘이 늘지도 않고, 부상의 위험이 있다. 이때 필요한 것이 바로 저중량 원판이다. 저중량 원판을 사서 신발 보관함에 넣어놓고 필요할 때 꺼내 쓰도록 하자. 비싼 건 필요 없고 싼 걸로 사면 된다.

일반적으로 1.25kg짜리 2개를 사서 2.5kg씩 증량하거나, 1kg 4개를 사서 1~2kg씩 늘리기도 한다. 혹은 여자들의 경우에는 0.5kg 4개, 1kg 2개 조합을 사용해서 1kg씩 늘리는 사람도 있다. 내가 무게를 얼마큼 올려야 하는지 계산해보고 필요한 저중량 원판을 구입하자.

저중량 원판 없이 하는 방법도 있긴 하다. 하지만, 이것도 남자들만 가능하고, 여자들은 거의 불가능하다. 여자들의 경우에는 5kg 무게 차이가 크기 때문이다.

파벨 차졸린의 《파워 투 더 피플》이라는 책에 소개된 '스텝 로딩 step loading'이라는 방법을 활용해보자. 스텝 로딩이란 쉽게 이야기하면 같은 중량을 일정 기간 유지하는 것을 말한다. 예를 들어, 2.5kg씩 무게를 늘려야 하는 사람이 있다. 근데, 1.25kg짜리 저중량 원판이 없어서 어쩔 수 없이 5kg씩 늘려야 하는 상황이다. 이 경우에는 매번 무게를 올리는 것이 아니라, 이틀에 한 번 무게를 5kg씩 늘리면 된다.

	월	화	수	목	금
1주	50kg	50kg		55kg	55kg
2주	60kg		60kg	65kg	65kg
3주	70kg	70kg	75kg		75kg
4주	80kg	80kg		85kg	85kg

여자들의 경우도 한번 보자. 이 경우에는 15kg으로 시작해서, 매번 운동할 때마다 1kg씩 올려야 하는 상황이라고 가정했다. 그래서 5일 동안은 같은 중량으로 진행하다가, 6일차에 5kg을 올려야만 한다. 원래는 0.5kg이 필요하겠지만, 그게 없다면 이런 식으로 할 수밖에 없다. 하지만 실제로 해보면 알 것이다. 여자들은 중량 5kg을 올리면 못 드는 경우가 대부분이다. 그래서 가능하면 저중량 원판을 구매하는 것을 권장한다.

	월	화	수	목	금
1주	15kg	15kg		15kg	15kg
2주	15kg		20kg	20kg	20kg
3주	20kg	20kg		25kg (실패)	
4주	15kg (무게 줄임)	15kg		15kg	15kg

상황이 여의치 않다면 힘이 어느 정도 올라올 때까지 75% 이론의 반복 수 버전을 응용해봐도 좋다.

	월	화	수	목	금
1주	15kg 5회	15kg 6회		15kg 7회	15kg 8회
2주	15kg 9회		15kg 10회 (실패)	15kg 5회 (반복 수 줄임)	15kg 6회
3주	15kg 7회	15kg 8회		15kg 9회	15kg 10회 (성공)
4주	20kg 5회 (무게 증가)	20kg 6회		20kg 7회	20kg 8회

75% 이론 – 유산소 운동 버전

그렇다면 유산소 운동은 어떻게 강도 조절을 할까? 이렇게 물어보면 대부분 "운동 시간을 조절한다"라고 대답한다. 정확히 이야기하면 운동 시간을 조절하는 것은 운동 강도가 아니라 운동량을 조절하는 것이다. 근력 운동에서 세트 수에 해당하는 개념이다.

유산소 운동에서 강도 조절을 하기 위해서는 심박수를 확인하는 것이 가장 중요하다. 심박수가 높을수록 강도가 높은 것이고, 낮을수록 강도가 낮은 것이다. 많은 사람들이 스마트 워치를 가지고 있음에도 불구하고, 운동할 때 심박수 체크를 잘 하지 않는다. 혹은 체크를 하더라도 심박수가 높게 나올수록 운동이 잘됐다고 생각한다. 이건 틀린 것이다.

내 심장은 무한대로 빨리 뛰지 못한다. 사람마다 최대한 빨리 뛸 수 있는 심박수가 모두 다른데, 이걸 최대 심박수라고 한다. 최대 심박수를 구하는 방법은 《NSCA 체력관리의 정수》(105쪽)에 소개된 공식을 이용하면 된다. 220에서 나이를 빼서 나온 숫자가 바로 나의 최대 심박수다.

　　220 - 나이 = 최대 심박수

예를 들어 30세의 심장은 최대 190까지 뛸 수 있다. 만약에 이 사람이 운동을 하는데 심박수가 180까지 올라갔다고 가정해보자. 이건 무슨 의미일까? 이 사람의 심장이 할 수 있는 능력의 95%을 사용했다는 뜻이다. 앞의 근력 운동 파트에서도 이야기했듯이, 이건 심장이 굉장히 무리하고 있는 상황이다.

그래서 앞에서 말한 75% 이론을 유산소 운동에도 적용할 수 있다. 내 최대 심박수의 75% 정도로 심박수를 유지하면서 유산소 운동을 하는 것이다. 앞에서 예를 든 30세의 경우에는 최대 심박수가 190이니, 이 사람의 적정 유산소 운동 심박수는 190의 75%인 143 정도가 적당하다. 즉, 유산소 운동을 할 때, 심박수를 143 정도 유지해야 유산소 운동이 제대로 된다는 의미다.

미국의 유산소 운동 전문가인 필 매피톤 박사가 쓴 책인 《매피톤 건강법》을 보면, 최대 유산소 심박수라는 개념이 나온다. 여기서 조심해야 한다. 최대 심박수가 아니라, 최대 '유산소' 심박수다. 최대 유산소 심박수는 유산소 운동이 되는 최대 심박수를 말한다. 즉, 내 심박수가 최대 유산소 심박수를 넘어가면, 유산소 운동이 제대로 되지 않는다는 뜻이다.

　　최대 유산소 심박수 = 180 - 나이

앞에서 예를 든, 30세의 경우 최대 유산소 심박수를 계산해보면 150이 나온다. 즉, 30세는 심박수 150이 넘어가면 유산소 운동 효과가 떨어진다는 뜻이다. 내가 앞에서 제안한 75% 이론과 약간의 차이는 있지만, 비슷한 숫자가 나온다. 필 매피톤 박사는 《매피톤 건강법》에서 초보자는 더 심박수를 낮춰서 유산소 운동을 할 것을 제안했다. 유산소 운동 경력이 2년 이하라면 심박수 5를 더 뺀다.

최대 유산소 심박수(유산소 운동 경력 2년 이하) = 180 - 나이 - 5

30세의 경우 최대 유산소 심박수는 145가 나온다. 이 정도가 되면 내가 제안한 75% 이론과 거의 유사한 수치이다.

그리고 일반적으로 유산소 운동을 할 때 사용하는 존Zone 2 운동과 존 3 운동도 75% 이론과 비슷한 개념이다. 존 2 운동은 내 최대 심박수의 60~70%를 사용한다. 30세 기준으로 114~133의 심박수에서 유산소 운동을 하는 것이다. 그리고 존 3 운동은 최대 심박수의 70~80%로 한다. 30세 기준으로 133~152 사이의 심박수를 사용한다. 즉, 내가 제안한 75% 이론은 존 3 운동과 비슷한 것이라고 보면 된다.

물론, 유산소 운동이 잘되는 정확한 심박수를 알기 위해서는 심폐 능력 검사를 해야 한다. 문제는 이 검사를 아무나 할 수 있는 것이 아니다. 그래서 필 매피톤 박사와 같은 유산소 운동 전문가가 수많은 실험을 통해서 만들어낸 공식을 사용하는 것이 현명한 방법이다.

최대 심박수를 활용한 운동 강도 구분(HR Zones)

존 1~5는 유산소 운동을 할 때 운동 강도를 설정하는 방법으로, 운동 강도를 '최대 심박수의 비율(%)'로 나눈 것이다. 주관적인 느낌(힘듦의 정도)뿐만 아니라 최대 심박수를 기준으로 하면, 지방 연소, 심폐 지구력 향상, 퍼포먼스 개선 등 운동 목표에 맞춰 적절한 강도를 설정할 수 있다.

1. 최대 심박수 계산법

최대 심박수는 일반적으로 다음 공식으로 계산할 수 있다
최대 심박수 = 220 - 나이
예를 들어, 30세라면 220 - 30 = 190
즉, 최대 심박수는 190bpm이다. 이를 바탕으로 각 훈련 존의 심박수 범위를 계산할 수 있다.

2. 심박수 존Zones과 훈련 효과

존 1 (최대 심박수의 50~60%, 매우 낮은 강도)

　　계산식(30세 기준) 190 × 50~60% = 심박수 95~114
　　특징 가벼운 유산소 운동, 회복용 훈련
　　훈련 효과 혈액순환 촉진 및 회복 향상, 부상 방지 및 피로 회복, 초보자에게 적합한 기초 체력 향상

존 2 (최대 심박수의 60~70%, 낮은 강도)

　　계산식(30세 기준) 190 × 60~70% = 심박수 114~133
　　특징 지방 연소에 최적화된 지구력 훈련
　　훈련 효과 지방을 주요 에너지원으로 사용, 심폐 지구력 향상, 장시간 운동 지속 가능

존 3 (최대 심박수의 70~80%, 중간 강도)

계산식(30세 기준) 190 × 70~80% = 심박수 133~152
특징 유산소와 무산소의 경계선, 체력 유지에 적합
훈련 효과 심폐 지구력과 근지구력 향상, 젖산(피로 물질)이 더 늦게 축적되어 더 높은 강도의 운동 지속 가능, 장기적인 체력 유지 및 퍼포먼스 개선

존 4 (최대 심박수의 80~90%, 높은 강도)

계산식(30세 기준) 190 × 80~90% = 심박수 152~171
특징 인터벌 훈련에 자주 사용, 너무 자주 하면 부상 위험 증가
훈련 효과 젖산 제거 능력 향상, 유산소 및 무산소 에너지 시스템 강화, 고강도 운동 지속 능력 향상

존 5 (최대 심박수의 90~100%, 최대 강도)

계산식(30세 기준) 190 × 90~100% = 심박수 171~190
특징 최대 심박수 근처, 단시간 전력 발휘, 너무 자주 하면 부상 위험 증가
훈련 효과 최대 산소 섭취량(VO_2 max) 증가, 최고 속도 및 순발력 증가

3. 정리

▷ 존 1, 2 → 저강도, 지구력과 회복 목적
▷ 존 3 → 중강도, 체력 유지와 향상
▷ 존 4, 5 → 고강도, 퍼포먼스 향상 및 무산소 훈련

8:2 법칙

앞에서 파레토의 80:20 법칙을 소개했던 것을 기억하는가? 이 법칙을 운동에서도 응용해보자.

전체 운동 중의 80%는 중저강도 운동을 한다. 그리고 나머지 20%는 고강도 운동을 하는 것이다. 이렇게 했을 때, 부상 없이 효율적으로 성장할 수 있다. 앞에서도 언급했지만, 사람들이 운동을 하다가 다치는 것은 매일 고강도 운동을 하기 때문이다. 우리 몸은 매일 고강도 운동을 소화할 수 없다. 그래서 제안한 것이 바로 75% 이론이었다. 하지만 어떤 사람들은 다치는 게 무서워서 운동 강도를 너무 낮게 유지하기도 한다. 이런 경우에는 성장이 멈추거나 너무 느리다는 문제가 있다. 성장이 되지 않으면 운동에 대한 동기부여를 상실하게 된다. 이는 운동을 지속하지 못하게 만드는 원인이다.

그래서 적절한 비율로 운동 강도를 조절해주는 것이 중요하다. 강도 조절을 위한 구체적인 방법으로 8:2의 법칙을 제안하는 것이다. 사실 세계적으로 유명한 코치들은 이와 비슷한 개념을 이미 사용하고 있다. 그냥 붙이는 이름이 다른 것뿐이다.

세계적인 스트렝스 코치인 댄 존은 그의 저서 《인터벤션》에서 '공원 벤치 운동'과 '버스 정류장 벤치 운동'이라는 표현을 사용했다. 여기서 공원 벤치 운동은 여유 있게 운동하는 것을 의미하고, 버스 정류장 벤치 운동은 운동 강도를 높이는 것을 의미한다. 그는 1년 운동 중의 10개월치는 여유 있게 운동을 해야 한다고 말했다. 하지만 1년 중 두 달 정도는 강도 높게 밀어붙이는 버스 정류장 벤치 운동을 하길 권장했다.

미국에 케틀벨 운동을 대중화시킨 파벨 차졸린은 그의 저서 《엔터 더 케틀벨》에서 주 5일 운동 중에 하루 정도만 고강도 운동을 하길 권장했다. 그리고 그의 가장 최근 저서인 《케틀벨 액스*Kettlebell AXE*》에서도 2주에 한 번 고강도 운동을 권했다. 그 책에서 소개하는 운동 프로그램은 주 2~3회이다. 즉, 4~5회 중강도 운동을 하고 나서 1회만 고강도 운동을 하는 것이다.

8:2 법칙 – 근력 운동

그렇다면, 구체적으로 어떻게 하는 것이 좋을까? 아주 간단하다. 근력 운동의 경우 앞에서 제안한 75% 이론을 사용하면 된다. 다음 표는 75% 이론의 중량 버전에서 소개한 표이다. 다시 한번 살펴보자. 실패지점까지 운동을 10회 진행한다. 그중에 초반 4일 정도는 저강도 운동이다(녹색). 그다음 4일은 중강도 운동으로 볼 수 있다(노란색). 나머지 2일은 고강도 운동(주황색)이다.

	월	화	수	목	금
1주	50kg	55kg		60kg	65kg
2주	70kg		75kg	80kg	85kg
3주	90kg	95kg (실패)		45kg (무게 줄임)	50kg
4주	55kg	60kg	65kg		70kg

75% 이론 반복 수 버전에서도 마찬가지다. 다음 표를 보면, 10회 실패지점에 도달할 때까지 11일간 운동을 진행한다. 그중에 4일은 저강도 운동, 그다음 4일은 중강도 운동, 마지막 3일은 고강도 운동을 한다. 이 방법을 이용해도 대략적으로 8:2 법칙을 지키게 되는 것이다.

	월	화	수	목	금
1주	5회	5회	6회		6회
2주	7회	7회		8회	8회
3주	9회		9회	10회 (실패)	
4주	5회 (반복 수 줄임)	5회		6회	6회

8:2 법칙 - 유산소 운동

그렇다면, 유산소 운동에서 8:2 법칙은 어떻게 해야 할까? 유산소 운동에서는 근력 운동에서처럼 중량을 늘리는 과정이 없다. 달리기라면 거리로 조정하면 되지 않나 생각할 수 있겠지만, 정확히 말하면 달리기 거리는 운동 강도가 아니라 운동량이다. 이 부분은 뒤에서 설명할 것이다. 우리는 유산소 운동 강도의 척도인 심박수를 보고 이야기해야 한다.

앞에서 잠시 언급한 파벨 차졸린의 접근법을 활용해보자. 즉, 1~2주에 한 번씩 내 최대 심박수의 75%를 넘기는 고강도 유산소 운동을 하는 것이다. 내 최대 심박수의 75%를 넘어가지 않는 운동이 중저

강도 운동이고 이를 넘어가면 고강도 운동이라고 볼 수 있다. 여기까지 책을 읽었다면 유산소 운동을 할 때 내 심박수가 어느 정도 유지되어야 적절한지는 다들 알고 있을 것이다.

다음 표를 보자. 일주일에 5일 운동하는 경우의 예이다.

	월	화	수	목	금
1주	유산소 심박 유지	유산소 심박 유지	유산소 심박 유지	유산소 심박 유지	고강도
2주	유산소 심박 유지	유산소 심박 유지	유산소 심박 유지	유산소 심박 유지	고강도
3주	유산소 심박 유지	유산소 심박 유지	유산소 심박 유지	유산소 심박 유지	고강도
4주	유산소 심박 유지	유산소 심박 유지	유산소 심박 유지	유산소 심박 유지	고강도

하지만, 주 5일 유산소 운동을 하는 사람은 매우 드물 거라고 생각한다. 다음 표는 현실적인 유산소 운동의 예시다.

	월	화	수	목	금
1주	유산소 심박 유지		유산소 심박 유지		유산소 심박 유지
2주	유산소 심박 유지	유산소 심박 유지		고강도	
3주	유산소 심박 유지		유산소 심박 유지	유산소 심박 유지	
4주		유산소 심박 유지			고강도

4
운동량 조절하기

운동 강도와 운동량의 차이

대부분의 사람들은 운동량과 운동 강도를 혼동해서 사용한다. 앞에서 설명했던 운동 강도는 운동을 '얼마나 강하게' 하는가에 대한 것이었다. 이번에 설명할 운동량은 운동을 '얼마나 많이' 하는가에 대한 이야기다.

운동 강도는 중량 혹은 반복 수로 조정할 수 있었다. 예를 들어서 내가 100kg을 들 수 있는 사람이라면, 50kg을 들면 운동 강도가 낮은 것이고 90kg을 들면 운동 강도가 매우 강한 것이다. 반복 수도 생각해보자. 내가 70kg으로 최대 10회 반복할 수 있다면, 70kg으로 3회를 반복하면 운동 강도가 낮은 것이고, 9회를 반복하면 운동 강도가 높은 것이다.

그렇다면, 유산소 운동은 어떻게 생각해볼 수 있을까? 심박수가 높은 상황을 말한다. 앞에서 내 최대 심박수를 계산하는 방법에 대해서 이야기했다(220 - 나이 = 최대 심박수). 이 공식을 사용해보면, 30세인 사람의 심장 박동수는 최대 190까지 올라갈 수 있다는 사실을 알 수 있다. 예를 들어, 30세인 사람이 심박수 114(60%)로 유산소 운동을 하면 강도가 낮은 것이다. 반대로 심박수를 170(약 89%)까지 올려버리면 초고강도 운동이 되는 것이다.

 그렇다면 운동량은 무엇일까? 우리가 운동을 할 때 가장 많이 생각하는 것이 바로 중량, 반복 수, 세트 수이다. 이 세 가지를 모두 곱한 것이 바로 운동량이라고 볼 수 있다. 즉, 운동량은 내가 들어올린 총 무게다. 이걸 전문용어로 '볼륨volume'이라고 부른다.

운동량(볼륨) = 중량(kg) X 반복 수 X 세트 수
    = 내가 운동할 때 들어올린 총 무게(kg)

 예를 들어서, 오늘 내가 스쿼트를 40kg으로 5회 5세트를 했다고 가정해보자. 그러면 내 운동량은 40kg X 5회 X 5세트 = 1,000kg이다. 즉, 오늘 나는 1톤이나 들어올린 것이다! 단순히 중량만 봤을 때는 가벼워 보였겠지만, 전체 들어올린 무게는 상당했다는 사실을 알 수 있다.

 유산소 운동은 어떻게 운동량을 표현할까? 사실 유산소 운동은 무게로 표기할 수 있는 방법이 없기 때문에, 단순히 운동 시간이나 거리로 나타낸다. 예를 들어서 내 최대 심박수의 75% 미만으로 운동을 30분간 하고, 5분 정도는 75%를 넘겼다고 가정해보자. 이때에는 중저강도 유산소 운동을 30분을 하고, 고강도 심폐 운동을 5분 했다고 할 수 있다. 이와 같은 방식으로 운동량을 거리로 표현한다. 내 최대 심박수의 75% 이하로 5km를 뛰고, 75% 이상으로 1km를 뛰는 식이다.

 혹은 스마트 워치를 사용하는 경우도 있을 것이다. 이 경우에는

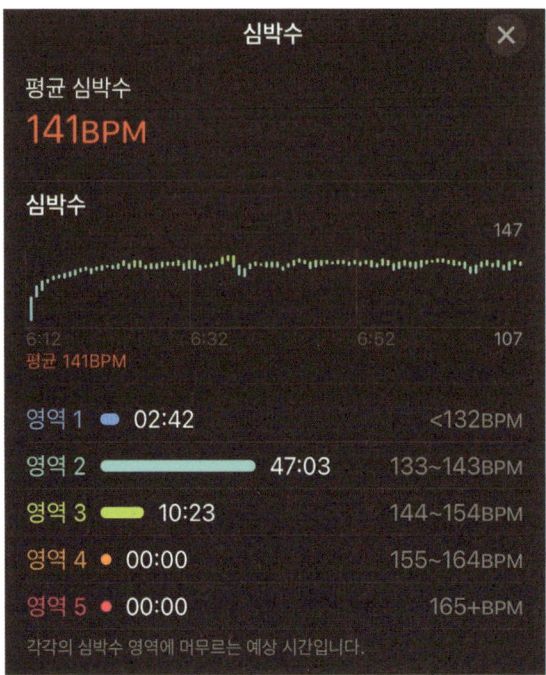

시계에 내 운동 강도(심박수)에 따른 운동량(운동 시간)이 다 표시된다. 이걸 참고해보는 것도 좋은 방법이다. 사진을 보면 존(영역) 1부터 존(영역) 5까지 운동 강도별로 나눠서 운동량을 표시해주는 것을 확인할 수 있다.

강도가 낮으면 운동량은 많아도 괜찮을까

"저, 무게 가볍게 했는데, 왜 다음날 너무 힘들죠? 저는 매일 운동하면 안 되는 사람인가봐요!"라고 말하는 사람이 많다. 이건 운동량에 대해 정확히 이해하지 못해서 하는 말이다. 대부분은 이걸로 운동을 자주 하지 않을 이유를 만들기도 한다. 운동하고 다음날 힘든 것은 운동 초보자들이 하는 전형적인 실수 탓이다. 특히, 러닝과 같은 유산소 운동을 할 때 이런 실수가 잦다. 심박수를 낮게 유지하면 5km를 뛰든, 10km를 뛰든 괜찮다고 생각하기 때문이다.

운동 강도가 낮거나 적절하면 운동을 많이 해도 문제가 없을까? 이건 완전히 잘못된 생각이다. 앞에서 배운 볼륨(운동량)을 다시 생각해 보자.

운동량(볼륨) = 중량 X 반복 수 X 세트 수

중량이 낮더라도 반복 수가 많거나 세트 수가 많으면 전체 운동량이 기하급수적으로 많아질 수밖에 없다. 곱셈이기 때문이다. 유산소 운동의 경우에도 마찬가지다. 심박수를 낮은 상태로 유지하면서 느리게 운동했더라도, 운동 시간이 길어지면 총 운동량은 많아지는 게 당연하다.

조금 더 쉽게 생각해보자. 내가 아무리 가벼운 무게를 들고 있더라도, 근육은 계속해서 일을 하고 있다. 어떤 식이든 일을 한 근육은 지치기 마련이다. 그런데 강도가 약하다는 이유로 계속 일을 시키면 어떻게 되겠는가? 심장은 멀쩡해도 근육이 먼저 지쳐 나가떨어질 수 있다.

내가 할 수 있는 운동량은 내 회복 능력에 따라 달라진다. 즉, 운동할 때 가장 중요한 것은 내 회복 능력보다 낮게 운동량을 유지하는 것이다. 그렇게 했을 때, 내 몸은 운동에 적응해서 강해진다. 반대로 내 회복 능력보다 높은 양의 운동을 지속하면 다치게 된다. 직장인을 포함한 운동 초보자들이 다치는 이유는 이게 대부분이다. 자세가 조금 잘못되었더라도, 운동량이 회복력보다 적으면 크게 다칠 일은 없다.

운동량 > 회복 능력 → 부상
운동량 ≤ 회복 능력 → 발전
운동량 ≪ 회복 능력 → 발전 안 됨(운동량이 너무 적음)

그렇다면, 내가 소화할 수 있는 운동량이 어느 정도인지 어떻게 알 수 있을까? 75% 이론을 정확히 적용해보면서 내가 언제 실패하는지 관찰하면 된다. 반복 수 버전의 예를 다시 살펴보자. 1월에는 10회에서 반복을 실패했다. 그래서 반복 수를 줄이고 다시 늘려나가는 과정을 진행했다. 2월에는 10회 반복을 성공했음을 확인할 수 있다. 이게 무슨 의미인가? 내 몸이 강해졌다는 것이다. 내 몸이 강해졌다는 것은 회복 능력도 함께 좋아졌다는 뜻이다. 더 많은 운동량을 회복시킬 수 있게 되었기 때문이다.

1월

	월	화	수	목	금
1주	5회	5회	6회		6회
2주	7회	7회		8회	8회
3주	9회		9회	10회 (실패)	
4주	5회 (반복 수 줄임)	5회		6회	6회

2월

	월	화	수	목	금
1주	7회		7회	8회	8회
2주	9회	9회		10회	10회 (성공)
3주	5회 (무게 늘림)		5회	6회	
4주	6회	7회		7회	8회

다시 말해, 회복 능력이 향상되는 속도에 맞춰서 내 운동량을 늘려야 한다. 이것이 바로 '점진적 과부하'이다.

운동량 조절하기

앞에서 설명했던 예를 보면, 중량만 바꾸거나 반복 수만 바꾸는 것을 알아챘을 것이다. 점진적 과부하를 통해서 부하를 늘리는 과정에서 초보자들이 가장 많이 실수하는 것이 바로 이 부분이다. 다시 운동량 공식으로 돌아와서 생각해보자.

운동량 = 중량 X 반복 수 X 세트 수

여기서 중량, 반복 수, 세트 수 중 하나만 바꿔야만 운동량이 서서히 늘어나게 된다. 그런데 점진적 과부하를 처음 하는 사람들은 중량과 반복 수를 동시에 올려버리는 실수를 한다. (세트 수까지 함께 올리기도 한다.) 이렇게 해서는 '점진적으로' 운동량을 늘릴 수가 없다. 다음의 예를 보면 이해가 쉬울 것이다.

1. 중량만 올린 경우(한 가지 증량)

    1일 차 운동량: 40kg × 5회 × 5세트 = 1,000kg

    2일 차 운동량: 42kg × 5회 × 5세트 = 1,050kg

    3일 차 운동량: 44kg × 5회 × 5세트 = 1,100kg

    4일 차 운동량: 46kg × 5회 × 5세트 = 1,150kg

    …

2. 반복 수만 이틀에 한 번씩 올린 경우(한 가지 증량)

    1일 차 운동량: 40kg × 5회 × 5세트 = 1,000kg

    2일 차 운동량: 40kg × 5회 × 5세트 = 1,000kg

    3일 차 운동량: 40kg × 6회 × 5세트 = 1,200kg

    4일 차 운동량: 40kg × 6회 × 5세트 = 1,200kg

    …

3. 중량, 반복 수를 동시에 올린 경우(두 가지 동시에 증량)

    1일 차 운동량: 40kg × 5회 × 5세트 = 1,000kg

    2일 차 운동량: 42kg × 6회 × 5세트 = 1,260kg

    3일 차 운동량: 44kg × 7회 × 5세트 = 1,540kg

    4일 차 운동량: 46kg × 8회 × 5세트 = 1,840kg

    …

4. 중량, 반복 수, 세트 수를 동시에 올린 경우(세 가지 동시에 증량)

　　1일 차 운동량: 40kg × 5회 × 5세트 = 1,000kg

　　2일 차 운동량: 42kg × 6회 × 6세트 = 1,512kg

　　3일 차 운동량: 44kg × 7회 × 7세트 = 2,156kg

　　4일 차 운동량: 46kg × 8회 × 8세트 = 2,944kg

　　…

　중량, 반복 수, 세트 수를 한 번에 바꾸면 운동량이 급증하는 이유는 간단하다. 운동량은 곱셈으로 계산되기 때문이다. 그렇기 때문에 한 번에 여러 가지 요소를 늘려버리면, 기하급수적으로 운동량이 늘어나게 되어 있다. 그러므로 점진적 과부하를 하고자 한다면, 무조건 한 번에 한 가지 요소만 바꿔야 한다.

　그러면 뭘 늘리는 게 좋을까? 이 책에서 주는 답은 중량이다. 앞에서도 체력을 늘리기 위해서는 근력과 유산소 능력을 개선시켜야 한다고 이야기했다. 이 때문에 힘을 강하게 사용하는 연습을 해야 한다고도 말했다. 중량을 늘려야 가장 효율적으로 목표를 이룰 수 있다. 특이성의 원리를 한 번 더 상기하고 넘어가자.

　중량을 늘리기로 결정했다면, 중량만 조심스럽게 올리자. 아무 생각 없이 '힘이 남는다는 이유로' 더 반복하는 버릇을 없애지 못하면, 힘이 강해지기도 전에 다치게 된다. 중상급자들은 오히려 힘이 남아 있을 때 운동을 끝낸다는 사실을 항상 기억해야 한다.

왜 5회인가

예전에 우리가 무언가를 잘하기 위해서 어떻게 연습했는지 생각해보자. 아마도 그저 '많이' 반복했을 가능성이 높다. 하지만 연습량에 비해서 생각보다 잘 늘지 않았던 경험도 있을 것이다. 그렇다. 그저 많이만 연습하면 생각보다 실력이 잘 늘지 않는다. 그게 공부든 운동이든 말이다. 여기서 핵심은 제대로 된 자세를 많이 연습해야 한다는 것이다.

그렇다면 어떻게 해야 내 운동 실력과 체력이 가장 효율적으로 오르게 될까? 이건 시간이 부족한 직장인들에게는 가장 중요한 문제일 것이다. 답은 아주 간단하다. 오히려 더 적게 하는 것이다. 그래야 자세를 더 신경 쓸 수 있다. 단순히 많이 연습한다는 것은 두 가지 문제가 있다. 우리는 일과를 끝내고 운동을 하는 경우가 대부분이다. 퇴근한 직장인이라면 이미 집중력은 바닥인 상태일 것이다. 이 상태에서 반복 수를 많이 하면 집중력을 끝까지 유지할 수 없다. 게다가 체력도 약하다. 이런 상황에서 반복 수까지 많으면 뒤로 갈수록 점점 더 나쁜 자세로 운동을 하게 된다. 이것은 내 자세를 개선하는 연습을 하는 게 아니라, 나쁘게 만드는 연습을 하는 것이다.

그래서 내가 제안하는 것은 자세 연습은 무조건 5회로 하는 것이다. 5회 반복을 추천하는 구체적인 이유는 크게 네 가지다.

인간의 주의 지속 시간은 20~30초

인간이 아주 짧게 집중할 수 있는 시간은 20~30초라고 알려져 있다. 이런 특징 때문에 TV 광고는 15~30초 사이로 제작되고, 1분 미만의 쇼츠와 릴스도 유행하는 것이다.

운동에서도 이걸 이용하지 않을 이유가 없다. 5회를 반복하는 데 걸리는 시간은 20~30초다. 운동의 숙련도가 떨어지면 5회 반복 시간이 30초에 가까워질 것이고, 숙련도가 높을수록 20초에 가까워진다. 즉, 반복 수가 5회를 넘어가면 집중력이 떨어질 가능성이 매우 높고, 그에 따라서 자세가 나빠질 가능성 또한 매우 높아진다. 물론, 숙련자는 바른 자세를 오랜 시간 유지할 수 있지만, 저질체력인들은 그렇지 않다는 사실을 잘 이해해야 한다.

힘을 많이 쓰는 연습을 하기 위해서 – 에너지 시스템 관점

100m 달리기를 해보면, 처음에는 빨리 뛰다가 뒤로 갈수록 속도가 느려진다. 이건 단순히 근육이 지쳐서 그렇다고 생각할 수도 있지만, 다른 이유도 있다.

바로 우리 몸의 에너지 시스템 때문이다. 우리 몸에는 근육에 에너지를 공급해주는 세 가지가 존재한다. ATP-PC, 해당과정, 유산소 시스템이다. 그중에서 우리가 힘을 효율적으로 키우기 위해서는 ATP-PC 시스템을 주로 사용하는 것이 중요하다. 어려운 말이 나왔다고 당황할 필요 없다. 다음 문장을 보면 바로 이해될 것이다.

ATP-PC 시스템은 파워가 굉장히 좋다. 그래서 힘을 강하게 내기에 적합하다. 하지만, 지속시간이 10~20초 정도로 짧다는 것이 단점이다.* 단순히 생각해봐도, 힘을 강하게 내면서 오래 지속하긴 어렵다. 훈련이 되어 있지 않은 사람일수록 지속 시간이 10초 정도로 매우 짧다. 반대로 훈련이 잘되어 있는 사람은 20초에 가깝게 지속 시간이 길어진다.

그래서 우리가 예전에 100m 달리기를 하면, 처음에는 달리기 속도가 빠르다가 중간에 느려지는 것이다. 즉, 100m 달리기 처음에는 ATP-PC 시스템을 이용해서 빠르게 달리다가, 나중에는 ATP-PC 시스템의 지속 시간이 끝나서 느려지게 된다.

운동에서 5회를 반복하는 데 20~30초 정도 걸린다고 말했다. 이 시간은 ATP-PC 시스템의 지속시간인 10~20초와 겹친다. 실제로 5회 반복을 해보면, 3~4회까지는 반복 속도가 줄지 않는다. 그런데 5회째가 되면 속도가 살짝 느려지는 모습을 관찰할 수 있다. 이는 내 ATP-PC 시스템의 지속시간이 짧기 때문에 나타나는 증상이다.

무거운 무게를 사용한다는 것은 애초에 고반복이 어렵다는 것을 뜻하기도 한다. 그래서 내가 집중력을 유지할 수 있고, ATP-PC 시스템을 주로 사용할 수 있는 5회 반복으로 운동하는 것이 가장 효율적으로 근력을 강화시킬 수 있는 방법이다.

* Scott K. Powers, Edward T. Howley, John Quindry, 《파워 운동 생리학》, 구정훈, 김도연, 김언호, 이규완 옮김, 사이플러스, 2025.

우리 몸의 에너지 시스템: ATP-PC, 해당과정, 유산소 시스템

운동을 할 때 우리 몸은 에너지를 만들어내는 세 가지 시스템을 활용한다. 각각의 시스템은 운동의 강도와 지속 시간에 따라 다르게 작동하며, 서로 조합되어 효율적으로 에너지를 공급한다.

1. ATP-PC 시스템
ATP-PC 시스템은 근육에 미리 저장된 에너지를 바로 사용하는 방법이다. 이 시스템은 매우 빠르게 에너지를 공급할 수 있지만, 지속 시간이 10~20초로 매우 짧다.

어떻게 작동할까?
우리 몸은 '즉시 사용 가능한 에너지(ATP, 아데노신 삼인산)'를 근육에 저장해놓고 있다. 그러나 ATP의 양이 적어 몇 초 만에 소진된다. 이때, 'PC(크레아틴 인산)'가 ATP를 빠르게 재생하는 역할을 한다. 하지만 PC의 양도 제한적이므로 10~20초 후에는 더 이상 ATP를 만들 수 없게 된다.

특징
- 에너지를 즉각적으로 공급하지만 짧게 지속된다.
- 산소 없이도 작동하므로 강한 운동을 할 때 적합하다(무산소 운동).
- 단거리 달리기, 역도, 점프와 같은, 순간적인 폭발력이 필요한 운동에 사용된다.

2. 해당과정

ATP-PC 시스템이 고갈된 후에도 운동이 계속되면, 우리 몸은 탄수화물(포도당)을 빠르게 분해하여 ATP를 만드는 해당과정을 사용한다.

어떻게 작동할까?

근육과 혈액 속에 있는 포도당을 분해하여 ATP를 만든다. 이 과정은 빠르게 진행되지만, ATP를 만들면서 젖산이라는 부산물이 생성된다. 젖산이 근육에 쌓이면 근육이 뻐근해지고 피로감을 느끼게 된다. 그래서 해당과정은 약 10초~2분 정도 운동할 때 사용된다.

특징

- ATP를 빠르게 생성하지만, 젖산이 쌓여 근육 피로를 유발한다.
- 산소 없이도 작동하지만, 오래 지속되지는 않는다(무산소 운동).
- 중거리 달리기(400m), 격렬한 스쿼트, 빠른 줄넘기, 인터벌 트레이닝, 강한 유산소 운동에서 주로 사용된다.

3. 유산소 시스템

운동이 2분 이상 지속될 때는 유산소 시스템이 활성화된다. 이 시스템은 산소를 사용하여 탄수화물과 지방을 분해하면서 ATP를 생성한다.

어떻게 작동할까?

유산소 시스템은 탄수화물과 지방을 산소와 결합하여 ATP를 생성한다. ATP를 만드는 속도는 느리지만, 오랫동안 에너지를 공급할 수 있기 때문에 장시간 운동할 때 유리하다.

특징
- 젖산이 쌓이지 않아 피로감이 적다.
- 지방을 연료로 사용할 수 있어 체지방 감량에도 효과적이다.
- ATP 생성 속도가 느려 순간적으로 강한 힘을 내는 운동에는 적합하지 않다.
- 마라톤, 장거리 자전거 타기, 조깅, 등산 같은 지속적인 운동에서 사용된다.

4. 세 가지 에너지 시스템은 함께 작동한다

운동을 할 때 운동의 강도와 지속 시간에 따라 주요하게 사용되는 에너지 시스템이 달라지지만, 우리 몸은 이 세 가지 에너지 시스템을 조합하여 사용한다. 예를 들어 축구 경기를 생각해보자.
- 빠르게 질주할 때 → ATP-PC 시스템 사용
- 짧은 시간 동안 강한 움직임을 반복할 때 → 해당과정 사용
- 전체 경기 동안 계속해서 뛰어야 할 때 → 유산소 시스템 사용

5. 정리
- 짧고 강한 운동(10~20초) → ATP-PC 시스템 사용
- 중강도 운동(10초~2분 지속) → 해당과정 사용(젖산 축적)
- 오랫동안 지속되는 운동(2분 이상) → 유산소 시스템 사용

힘을 많이 쓰는 연습을 하기 위해서 - 근섬유 관점

우리 근육은 근섬유로 이루어져 있다는 사실을 잘 알 것이다. 그런데 근육 내에는 모두 같은 종류의 근섬유만 있는 것은 아니다. 크게 두 가지로 나누는데, 바로 속근과 지근이다. 쉽게 말하면, 힘센 근섬유(속근)와 지구력 근섬유(지근)이다.

이 두 가지 근섬유는 한 근육에 섞여서 존재한다. 그래서 어떤 근육은 힘센 근섬유(속근)의 비율이 높고 지구력 근섬유(지근)의 비율이 낮다. 그 반대인 경우도 있다.

그래서 우리가 근력을 효율적으로 높이기 위해서는 힘센 근섬유를 주로 강화시켜야 한다. 그러려면 무거운 무게를 사용해야 한다. 가벼운 무게에서 반복 수만 늘리면 지구력 근섬유만 강화되지만, 무거운 무게를 사용하면 지구력 근섬유와 함께 힘센 근섬유도 사용된다. 무거운 무게를 견뎌내기 위해 모든 근섬유가 동원된다고 생각하면 된다.

5
프로그램 구성 원칙

세트 사이 쉬는 시간

세트 사이 휴식 시간은 짧을수록 좋을까? 길수록 좋을까? 사실 이건 뭐가 좋고, 뭐가 나쁘고의 문제가 아니다. 휴식 시간이 짧을 때와 길 때의 효과가 다르다. 그게 전부다. 그러므로 내 운동 목적이 무엇이냐에 따라서 나의 휴식 시간을 다르게 해야 한다.

하지만 일반적으로 사람들은 휴식시간이 짧으면 짧을수록 좋다고 생각한다. 아무래도 휴식시간이 짧아지면, 체감 운동 강도가 올라간다. 운동 강도가 올라가면, 사람들은 운동이 더 잘됐다고 느낀다. 하지만 운동이 목적에 맞게 이루어지는 것이 잘된 것이다. 단순히 '운동한 느낌'이 난다고 잘된 것은 아니다.

그렇다면 우리의 운동 목적은 무엇인가? 저질체력에서 벗어나는 것이다. 그래서 나는 '힘을 강하게 쓰는 연습'을 하자고 제안했다. 근력을 효율적으로 올리기 위해서다. 우리가 힘을 강하게 쓰기 위해서는 휴식 시간이 당연히 길어야 한다.

그렇다고 무턱대고 길게 유지하는 것은 좋지 않다. 일반적으로 추천하는 휴식시간은 2~3분이다. 그 이유는 간단하다. 우리가 운동할 때 근육에서 소모한 에너지를 회복하는 데 걸리는 시간이 2~3분 정도이기 때문이다.* 하지만 사람이 많은 헬스장에서 오래 쉬면 눈치가 보인다. 그래서 2분 정도 쉬는 것을 권장한다.

궁금하다면, 1분 정도 짧게 쉬어보고 2~3분간 길게도 쉬어보자. 길게 쉬었을 때 확실히 힘이 더 강해진다는 사실을 깨닫게 될 것이다.

운동 빈도

나는 취미로 게임을 한다. 평일에는 아침부터 밤늦게까지 일을 하느라 거의 못 하고, 주말에만 잠깐 하는 식이다. 그런데 같은 게임을 한 달 이상 지속해도, 일주일 만에 게임을 켜면 처음에는 어색하다. 내가 어떤 스킬을 사용했는지, 어떤 키를 눌러야 어떤 스킬이 사용되는지를 전부 까먹어버리는 것이다. 갑자기 게임 얘기는 왜 하냐고? 여러분들이 운동을 할 때도 똑같은 현상을 겪기 때문이다.

나의 수강생들의 경우 주로 주 2회 운동을 배운다. 그들의 80% 정도가 직장인인데, 간혹 야근을 해서 어쩔 수 없이 운동을 빠지게 되는 경우가 많다. 이때 항상 문제가 생긴다. 일주일 뒤에 운동을 하려고 하면, 운동 자세를 어떻게 해야 하는지 전부 다 까먹는다. 그래서 운동은 최대한 자주 하는 것이 정말 중요하다. 초보자일수록 더 그렇다. 운동

---

* Scott K. Powers, Edward T. Howley, John Quindry, 《파워 운동 생리학》, 구정훈, 김도연, 김언호, 이규완 옮김, 사이플러스, 2025, 70쪽.

이 익숙하지 않은 상태이기 때문이다. 그래서 매일 같은 운동을 최대한 자주해야 한다. 초보자 때 매일 다른 운동을 하는 것은 평생 초보자로 남겠다는 것과 같은 말이다.

우리는 무언가를 배우거나 연습을 하면 끝낸 직후부터 잊어버리기 시작한다. 수능 공부를 해봤다면, 에빙하우스의 망각 곡선이라는 것을 들어봤을 것이다. 공부를 하고 나면 곧바로 잊어버리기 시작한다. 그래서 우리가 잊어버리지 않기 위해서 하는 것이 바로 복습이다. 복습을 여러 번 하면 기억력이 엄청나게 길어진다. 거의 평생 가는 경우도 있다. 운동도 마찬가지로 복습이 필요하다.

그래서 나는 주 4~5일은 운동을 하는 것이 좋다고 생각한다. 만약에 상황이 여의치 않다면, 최소 주 3일 정도는 해야 한다. 그래야 내가 연습하는 운동의 자세가 훨씬 빠르게 좋아지게 된다. 여기서 주의할 점은 주 4~5일 운동할 때 매일 다른 운동을 하면 안 된다는 것이다. 매일 같은 운동을 하자. 일주일만 지나도 자세가 좋아졌다는 사실을 몸으로 느낄 수 있을 것이다.

이런 말을 하면 항상 "근력 운동 후에 근육이 회복되는 데는 48시간이 걸린다"라며 딴지를 거는 사람들이 있다. 이런 이유 때문에 어떤 사람은 운동한 다음 날은 휴식을 취한다. 혹은 어떤 사람은 월요일엔 가슴 운동을 하고, 화요일엔 등 운동을 하는 식의 분할 운동을 한다.

근력 운동 후에 근육이 회복되는 데 시간이 걸린다는 말은 맞다. 하지만 무조건 그런 것은 아니다. 근육의 회복 시간은 운동 조건에 따라서 달라질 수밖에 없다. 근육이 완전히 지칠 정도로 강도 높은 운동을 했을 때는 48~72시간의 회복 시간이 필요하다. 하지만 그 외에는 그렇게 긴 회복 시간은 필요하지 않다.

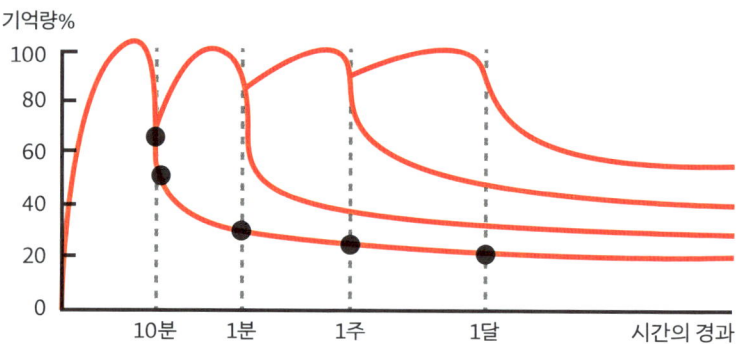

에빙하우스의 망각 곡선—사람은 10분만 지나도 잊어버리기 시작한다.

상식적으로 생각해보자. 100kg을 들 수 있는 사람이 100kg을 들었을 때와 60kg을 들었을 때 회복 시간이 같다면, 그게 더 이상한 것 아닌가? 능력의 100%를 사용했을 때, 근육의 회복 시간이 48시간이라고 볼 수 있다.

그래서 핵심은 운동 강도와 운동량이다. 앞에서 '능력의 70~80%'를 사용하자고 제안했다. 그리고 그걸 구체화했던 것이 바로 75% 이론이었다. 이 규칙만 잘 지키면, 같은 운동을 거의 매일 해도 큰 문제가 없다. 여기서 '거의 매일'이라는 것은 주말을 제외하고 주 5일 정도를 의미한다.

내가 회복할 수 있는 것보다 더 많은 운동을 하게 되면, 매일 할 수 없다. 매일 운동하면 지쳐서 못 한다는 사람은 자신의 회복 능력보다 더 많은 운동을 했기 때문에 그런 것이다. 이와 관련된 내용은 앞에 운동량 부분에서 언급했으니, 넘어가도록 하겠다. 만약에 생각이 안 나면 다시 돌아가서 읽어보자. 에빙하우스의 망각 곡선을 떠올리며 잊지 말고 복습!

분할 운동이 나에게 필요할까

월요일엔 가슴 운동, 화요일엔 등 운동, 수요일엔 팔과 복근 운동, 목요일엔 어깨 운동, 금요일엔 하체 운동. 이렇게 각 부위별로 나눠서 하는 운동을 분할 운동이라고 하는데, 헬스를 하는 많은 사람들이 이 방식을 이용한다. 그들이 분할 운동을 하는 이유는 운동 후 근육에 휴식을 주기 위해서다. 가슴 운동을 하고 난 후에 화요일에 등 운동을 하면 가슴 근육은 휴식을 취할 수 있다는 것이다. 물론, 등 운동을 한다고 가슴 근육에 힘이 안 들어가는 것은 아니지만, 어느 정도 일리는 있다.

하지만 저질체력인들은 분할 운동을 할 필요가 없다. 오히려 하지 말아야 한다고 생각한다. 그 이유는 크게 세 가지다.

스케줄

직장인이라면 잘 알 것이다. 내가 야근을 할지 말지는 그날 오후 5시에 알 수 있다. 바로 퇴근 1시간 전이다. 만약에 오늘 갑자기 야근을 해야 한다면, 내가 계획한 운동을 할 수가 없다. 예를 들어서, 금요일 하체 운동 하는 날에 야근을 해야 한다면, 그 운동을 빼먹어야 한다. MBTI의 J(계획형)들은 잘 알 것이다. 내가 세워놓은 계획이 제대로 되지 않으면, 생각보다 스트레스가 굉장히 심하다.

애초에 분할 운동은 운동에 시간을 자유롭게 낼 수 있는 사람이 하도록 최적화되어 있다. 그래서 운동이 직업인 보디빌딩 선수들이 분할 운동법을 이용한다.

에빙하우스의 망각 곡선

이 책을 읽는 우리는 초보자다. 그래서 자주 하지 않으면 까먹는다. 앞에서 내가 에빙하우스의 망각 곡선에 대해서 이야기했다. 이틀만 운동을 하지 않아도, 내가 운동에서 신경 썼던 것이 무엇인지 까먹게 된다. 그래서 매일 같은 운동을 해야 한다. 이걸 무분할 운동법이라고도 한다. 매일 운동을 한다기보다는 매일 복습을 한다고 생각하자.

운동 강도 부족

마지막으로, 분할 운동을 할 만큼 높은 강도의 운동을 하지 못하기 때문이다. 분할 운동은 매일 같은 운동을 했을 때, 회복 시간이 부족한 사람들을 위한 운동법이다. 이 조건을 충족시키기 위해서는 엄청나게 강한 강도의 운동을 소화할 수 있어야 한다.

하지만 체력이 약한 사람은 강도 높은 운동을 하지 못한다. 강도를 높이기도 전에 지친다. 게다가 운동 실력도 부족하다. 긴 회복 시간이 필요한 만큼 몸에 타격을 주려면, 그만큼 운동 실력도 좋아야 한다. 고강도를 소화하는 동안에 자세가 나빠지지 않아야 하기 때문이다.

6
프로그램 구성 실전

구성 방법

운동을 본격적으로 하려고 하면, 여러 가지 장벽이 나를 가로막는다. 회사 일로 시간이 모자라는 것은 물론이고, 내 머릿속은 이미 프로 선수들의 운동법으로 가득 차 있다. 하지만 나의 운동 수준은 너무 낮다. 그래서 선택과 집중을 해야 한다. 그래야 한정된 시간 내에 체력을 키울 수 있다.

3부 마지막에 체력을 키우기 위한 운동 프로그램을 제시했던 것을 기억하는가? 그 운동 프로그램의 구성법을 설명하려고 한다. 이 방법만 잘 응용하면 체력은 큰 문제 없이 올릴 수 있을 것이다. 그냥 그대로 따라해도 좋다. 이 방법은 실제로 내가 수업할 때 사용하는 방법이다. 실제 내 수업에서는 준비운동과 본운동이 계속해서 업데이트된다는 차이 정도만 있다.

운동 프로그램은 크게 3단계로 구성된다. 준비운동 → 근력 운동 → 유산소 운동 순서다. 준비운동으로 굳어진 몸을 푼다. 그러고 나서 좀 더 잘 움직여지는 몸 상태로 근력 운동을 해야 한다. 그래야 다치지 않고 체력 향상의 효과도 얻을 수 있다. 그리고 가벼운 유산소 운동으로 마무리하는 것이다.

준비운동

먼저 준비운동을 한다. 귀찮다고 절대 빼먹지 말자. 준비운동을 하지 않고 본운동을 시작하면 안 된다. 3개월 자세, 힙힌지, 월 플랭크 연습을 한다.

월 플랭크와 3개월 자세는 10초 3세트로 시작한다. 그리고 매주 한 세트에 10초씩 늘려나가보자. 이렇게 하다보면 4주 차에는 40초씩 3세트를 하게 된다. 그러면 5주 차에는 월 플랭크 시간을 15초로 줄인다. 1주 차보다 5초 늘린 것이다. 그리고 다시 매주 10초씩 늘려가면 된다. 그 다음에는 9주 차가 되면 다시 5주 차보다 시간을 5초 늘려서 3세트를 하자. 이런 식으로 하면 한 세트 운동 시간이 5초씩 '점진적으로' 늘어나게 된다.

1주 차 10초 3세트
2주 차 20초 3세트
3주 차 30초 3세트
4주 차 40초 3세트
5주 차 15초 3세트(1주 차보다 5초 늘리기)
6주 차 25초 3세트
...

더 정확하게는, 시간을 늘리되, 내 자세가 나빠지거나 엉뚱한 근육이 사용되면 시간을 줄여야 한다. 예컨대, 월 플랭크는 겨드랑이나 날개뼈 사이에 힘이 들어가면, 잘하고 있는 것이다. 그런데 시간을 너무 늘리면 어깨나 팔뚝 같은 곳에 힘이 들어간다. 이 경우에는 시간을 줄여야 한다는 말이다. 이것은 자세가 틀려서 그런 경우도 있지만, 내가 강화하고자 하는 근육의 힘이 빠져서 그런 경우도 있다. 좋은 자세를 유지하더라도, 내가 운동시키려는 근육이 너무 약하면 다른 근육이 대신 사용된다. 이런 현상이 계속되면 한 세트당 운동 시간을 50%로 줄여야 한다. 그리고 다시 10초씩 늘리자.

힙힌지도 이와 비슷한 방법으로 진행한다. 5회 3세트로 시작한다. 이건 매주 5회씩 늘려보자. 그러다보면 4주 뒤에 20회 3세트를 하게 된다. 5주 차에는 다시 반복 수를 8회로 줄여서 3세트를 하자. 즉, 1주 차보다 반복 수를 3회 늘린 것이다. 이것도 월 플랭크와 3개월 자세와 마찬가지로 매주 한 세트에 할 수 있는 수치를 차근차근 늘려나간다.

1주 차 5회   3세트
2주 차 10회 3세트
3주 차 15회 3세트
4주 차 20회 3세트
5주 차 8회   3세트
6주 차 13회 3세트
...

그런데 반복 수를 무한대로 늘리기는 어려울 것이다. 월 플랭크나

3개월 자세처럼 시간을 늘리는 방식은 부담이 적지만, 반복 수를 늘리는 방식은 부담이 생각보다 크기 때문이다. 그래서 1세트에 25회 이상 반복할 수 있게 되면, 2.5kg 원판을 가슴에 안고 5회 3세트로 줄여서 다시 이 과정을 진행한다.

여기서 주의할 점이 있다. 이런 방식으로 하면, '하나도 안 힘든데?'라는 생각이 들 수 있다. 이 세 가지 운동은 준비운동이라는 사실을 잊지 말자. 본운동을 더 잘하기 위해서 몸을 준비시킨다는 뜻이다. 만약에 준비운동만으로 몸이 지친다면, 준비운동을 과하게 한 것이다. 간단하게 몸을 푼다고 생각해야 한다.

근력 운동

준비운동이 끝났다면, 근력 운동을 해야 한다. 일곱 가지 프리웨이트 운동을 추천했지만, 모두 하기에는 시간이 부족할 것이다. 그러면 상체 운동 한 가지와 하체 운동 한 가지만 해도 된다. 바로 벤치프레스와 스쿼트다. 효과적인 것만 고려했을 때는 스쿼트보다는 데드리프트가 더 낫다고 생각한다. 하지만 하루 종일 앉아 있는 직장인이 제대로 데드리프트를 할 가능성은 1% 정도다. 그러므로 더 쉬운 운동인 스쿼트를 추천한다.

이 두 가지 운동은 75% 이론 중량 버전을 이용한다. 주 4~5일 한다면 5회 2세트를 추천하고, 주 2~3회라면 5회 3~4세트 정도를 추천한다.

만약에 일곱 가지 운동을 모두 하고 싶다면, 3대 운동(벤치프레스,

스쿼트, 데드리프트)은 75% 이론 중량 버전을 이용한다. 그리고 나머지 운동(바벨 로우, 턱걸이, 딥스, 밀리터리 프레스)은 75% 이론 반복 수 버전을 추천한다.

유산소 운동

근력 운동이 끝난 후에 15~20분 유산소 운동을 한다. 사실, 유산소 운동은 뭘 해도 상관은 없다. 러닝 머신, 스텝밀(천국의 계단), 자전거 등 선호하는 것을 하면 된다. 개인적으로 케틀벨 스윙을 추천하지만, 꼭 이걸 할 필요는 없다.

유산소 운동에서는 75% 이론 유산소 버전을 이용한다. 내 최대 심박수(220-나이)의 75% 정도의 심박수를 유지하면서 15~20분 동안 유산소 운동을 한다. 30세 기준으로 142 정도의 심박수를 유지하면 된다. 유산소 운동을 할 때 심박수를 잘 지켰더라도, 지치는 느낌이 들면 그만해야 한다.

순응의 법칙

이렇게 우리 신체는 시간이 지나면서 주어진 자극에 적응하게 되는데, 이를 '순응의 법칙'*이라고 말한다. 운동에서도 이와 마찬가지 현상이

* 파벨 차졸린, 《파워 투 더 피플 프로페셔널》, 조욱래, 차민기, 최현진 옮김, 대성의학사, 2018, 55쪽.

나타난다. 예컨대, 운동을 시작하고 처음 3개월 동안에는 근육량이 급격하게 늘고, 체력이 극적으로 좋아진다. 제대로 트레이닝을 받든, 엉망으로 하든, 운동을 하기만 하면 좋아진다는 것이다. 하지만 3개월이 지나면 성장이 멈춘다. 다들 여기서 정체기를 겪는다고 느낀다. 사실은 정체기가 아니라, 그냥 정상적인 반응일 뿐이다. 몸이 내가 줬던 자극에 적응한 것이다.

그래서 처음 제안한 것은 점진적 과부하다. 하지만 그걸로는 뭔가 20% 부족하다. 여기서 우리는 '특화된 다양성'을 사용할 필요가 있다. 특화된 다양성은 '같은 동작이지만, 다른 운동'이라는 뜻이다. 3부에서 여러 운동을 소개할 때, 대안 운동도 함께 소개했던 것을 기억하는가? 예를 들어서 바벨 백 스쿼트를 하지 못하는 경우에는 고블릿 스쿼트를 하라고 추천했다. 일반적으로 사람들은 이 두 운동의 효과가 똑같다고 생각하지만, 사실 다른 근육이 사용된다. 전혀 다른 운동이라고는 볼 수 없지만, 전에 사용하지 못했던 근육을 더 사용하면서 운동하게 된다. 정확히는 사용되는 근육의 비율이 달라진다는 뜻이다.

그래서 앞에서 제안한 운동 구성법을 사용할 때, 3개월에 한 번씩 내가 하는 운동의 종류를 바꿔주는 것이 좋다. 내 몸이 최대한 적응하지 못하도록 하는 조치이다. 이를 통해서 지속적으로 발전할 수 있게 된다. 예를 들어, 벤치프레스를 3개월 했다면, 다음에는 비슷한 움직임인 푸시업을 해주는 것이다. 푸시업을 할 때에는 75% 이론 반복 수 버전을 이용하면 된다. 혹은 인클라인 벤치프레스도 좋은 선택이다. 인클라인 벤치프레스는 각도마다 사용되는 근육이 다르다. 그래서 더 다양한 운동을 할 수 있다. 예를 들어 45도 인클라인 벤치프레스를 3개월 했다면, 다음에는 30도 인클라인 벤치프레스를 하는 식이다.

이런 식으로 하면, 굳이 보조 운동을 많이 할 필요가 없다. 내 운동 시간을 더 짧게 유지하면서 다양한 근육을 강화할 수 있게 된다. 시간이 없는 사람들에게는 이보다 좋은 방법은 없다.

특화된 다양성의 예시는 다음과 같다.

수평 밀기

푸시업, 인클라인 푸시업, 인클라인 벤치프레스(10~45도), 덤벨 벤치프레스, 인클라인 덤벨 벤치프레스, 플로어 프레스, 덤벨 플로어 프레스, 원 암 덤벨 벤치프레스, 원 암 덤벨 플로어 프레스

수직 위로 밀기

오버헤드 프레스, 시티드 오버헤드 프레스, 덤벨 숄더 프레스, 원 암 덤벨 숄더 프레스, 시티드 덤벨 숄더 프레스, 시티드 원 암 덤벨 숄더 프레스, 시소 프레스, 아놀드 프레스, 인클라인 벤치프레스(45~70도)

수직 아래 밀기

딥스, 벤치 딥스, 디클라인 벤치프레스

수직 당기기

풀업, 친업, 뉴트럴 그립 친업, 랫 풀 다운, 레그 어시스트 풀업, 레그 어시스트 친업, 밴드 풀업, 밴드 친업, 풀업 홀드, 친업 홀드

수평 당기기

바벨 로우, 뉴트럴 그립 바벨 로우, 언더 그립 바벨 로우, 덤벨 로우, 원 암 덤벨 로우, 고릴라 로우, 레니게이드 로우, 시티드 케이블 로우, T바 로우

스쿼트

하이바 백 스쿼트, 로우바 백 스쿼트, 프론트 스쿼트, 오버헤드 스쿼트, 저처 스쿼트, 고블릿 스쿼트, 케틀벨 프론트 스쿼트, 발 간격을 좁힌 모든 스쿼트, 발 간격을 넓힌 모든 스쿼트, 한 다리 스쿼트(피스톨), 불가리안 스플릿 스쿼트, 런지

힙힌지

스모 데드리프트, 컨벤셔널 데드리프트, 케틀벨 스윙, 바벨 클린, 스내치 그립 데드리프트, 데피짓 데드리프트, 한 다리 데드리프트, 밴드 굿모닝, 굿모닝, 루마니안 데드리프트

유산소 운동 실전

유산소 운동을 하다가 무조건 다치는 방법에는 두 가지가 있다.

1. 유산소 운동은 최대한 숨이 차도록 한다.
2. 유산소 운동은 무조건 30분 이상 한다.

아마 이 두 가지 방법을 보고 나서 이런 생각을 했을 것 같다. '유산소 운동은 원래 저렇게 해야 한다고 하던데?'

유산소 운동이 숨이 찬 것은 맞지만, 많이 찰수록 더 효과적인 것은 아니다. 그리고 유산소 운동을 30분 이상 하면 좋지만, 30분 이상 할 수 있는 사람이 해야 좋다. 처음 1번은 운동 강도 설정이 잘못됐다는 뜻이고, 2번은 운동량 설정이 잘못됐다는 말이다.

유산소 운동은 심박수가 중요하다. 심박수에 따라서 유산소 운동 강도가 결정되기 때문이다. 대부분 심박수를 너무 높게 유지하는 실수를 한다. 그러면 운동 강도가 너무 높아져 숨이 굉장히 많이 찬다. 이런 상황을 전문 용어로 '환기 역치'라고 한다. 이 증상이 나오면 유산소 운동이 제대로 되고 있지 않다는 뜻이다.

유산소 운동에 관심이 있는 사람은 '대화가 무난하게 될 정도의 강도'로 유산소 운동을 하라는 말을 들어봤을 것이다. 이게 바로 숨이 많이 차지 않게 유지하면서 유산소 운동을 하라는 의미다. 하지만 '대화가 무난하게 될 정도의 강도'는 너무 추상적이라 사람들이 생각하는 강도가 모두 다르다. 그래서 이런 방법보다는 심박계를 이용하는 것이 운동 강도를 조절하는 데 훨씬 용이하다.

이제 운동 시간에 대해서 이야기해보자. 유산소 운동을 획일적으로 '30분 이상'으로 정해놓기보다는 내 몸 상태에 따라서 시간을 다르게 해야 한다. 저질체력인은 심장의 힘도 약하지만, 온몸의 근력과 근지구력이 모두 약하다. 그런데 이런 사람이 30분 유산소 운동을 꾸역꾸역 하면 어떻게 될까? 다쳐서 병원에 간다.

유산소 운동도 처음에는 짧은 시간 동안 해야 한다. 그리고 근력 운동처럼 조금씩 운동을 늘려야 한다. 유산소 운동을 하다보면, 갑자기 힘이 빠지는 듯한 순간이 온다. 초보자들의 경우에는 시작하고 5분도 되기 전에 힘이 빠지는 느낌이 들 수도 있다. 심박수를 적절하게 잘 유지했더라도, 그럴 수 있다. 그러면 과감히 운동을 접고 집으로 돌아가야 한다.

이 두 가지를 주의하면서 운동하다보면, 자연스럽게 내가 유산소 운동을 할 수 있는 시간이 늘어난다. 그러다보면 30분도 뛸 수 있게 되는 것이고, 마라톤에 참가할 수도 있게 되는 것이다. 게다가, 같은 심박수를 유지하면서 더 빠르게 뛸 수 있게 된다.

결론은 이것이다.

1. 적정 심박수를 지키면서 유산소 운동을 한다.
   → 적정 운동 강도를 유지한다.
2. 지치지 않을 정도로만 유산소 운동을 한다.
   → 적정 운동량을 유지한다.

유산소 운동의 두 가지 분류

유산소 운동을 하다보면 또 다른 장벽을 만나게 된다. 유산소 운동도 여러 가지가 있기 때문이다. 운동에 따라서 오랜 시간 지속할 수 있는 유산소 운동도 있지만, 그렇지 않은 것도 있다. 그에 따른 운동법을 소개하겠다.

유산소 운동 방법은 크게 두 가지로 분류할 수 있다.

1. 천천히 오래 지속하는 방식
2. 인터벌 방식

보통 사람들은 이 두 가지 방법을 제대로 구분하지 못한다. 그냥 뭐가 더 우월한지만 이야기하는 것 같다. 사실 두 방식은 효과가 다른 것뿐이다. 천천히 오래 지속하는 방식은 근지구력, 기초적인 유산소 능력 향상 위주라고 보면 좋다. 반면 인터벌 방식은 근력, 근지구력, 유산소 능력이 함께 길러진다. 나의 운동 목적에 따라, 혹은 내가 가용할 수 있는 운동 시간에 따라, 혹은 내가 가진 장비에 따라, 나에게 가장 적합한 운동을 하면 되는 것이다.

예를 들어, 내가 웨이트 트레이닝을 하고 있는 상황이라고 가정해보자. 그래서 따로 시간을 내서 유산소 능력을 키우겠다는 목적으로 유산소 운동을 한다면, 천천히 오래 지속하는 방식이 낫다. 혹은 내가 평소에 저강도 유산소 운동을 많이 했지만, 갑자기 운동할 시간이 없어진 상황이라고 가정해보자. 이런 경우에는 인터벌 방식의 운동을 할 수도 있다.

두 운동은 방식이 다르지만, 근본적으로 내가 지켜야 하는 것은 같다. 유산소 운동이 목적이기 때문이다. 딱 두 가지만 체크하면 된다.

1. 유산소 운동이 되는 적정 심박수를 유지하는가?
2. 지치는 느낌이 들지 않는가?

저강도로 오래 지속하는 유산소 운동

오래달리기(조깅)를 예로 들어 설명하겠다. 걷기, 자전거, 줄넘기 등 원리는 모두 같다.

오래 지속하는 유산소 운동은 내 심박수에 따라서 속도가 결정된다. 예를 들어, 내 달리기 속도가 빨라지면 심박수가 높아지고, 느려지면 낮아진다. 그래서 획일적으로 속도를 맞추면 안 된다. "어느 정도 속도로 뛰어야 하나요?"라고 질문하는 사람들이 정말 많다. 다들 "8km/h로 뛰세요"와 같은 간단한 답을 원하지만, 이건 정답이 아니다. 사람마다 상황이 모두 다르기 때문이다. 그래서 내가 계산한 유산소 심박수와 속도를 계속 확인하면서 적절한 속도를 찾아야 한다. 예를 들어, 내 나이가 서른 살이라고 가정해보자. 공식을 이용해서 계산해보면, 내 적정 유산소 심박수는 142라는 것을 알 수 있다.

적정 유산소 심박수 = (220 − 30) X 0.75 = 142.5

실제로 달리기를 해보자. 일단 9km/h로 달리기를 한다고 가정하자. 점점 심박수가 올라갈 것이다. 그리고 시간이 지나면 특정 심박수가 유지될 것이다. 예를 들어, 심박수가 160까지 올라간 후에 유지되는 상황이라고 가정해보자. 그러면 지금은 달리기 속도가 너무 빠르다고 볼 수 있다(160 > 142). 달리기 속력을 7km/h로 낮춰보자. 그러면 심박수가 낮아질 것이다. 만약에 135 정도의 심박수가 유지된다면, 7km/h가 적절하다고 볼 수 있다.

이런 식으로 내 적정 달리기 속도를 찾는 과정을 거쳐야 한다. 이 과정 없이 냅다 뛰면 운동한 느낌은 나겠지만, 제대로 유산소 운동을 할 수도 없고 부상 위험만 올라간다.

문제는 같은 속도로 유산소 운동을 오래 지속하면, 점점 심박수가 올라간다는 것이다. 이걸 전문 용어로 '카디악 드리프트cardiac drift'라고 한다. 그래서 뒤로 갈수록 속도를 줄여줘야 심박수가 일정하게 유지된다. 이 사실을 염두에 두고 유산소 운동을 하자.

적정 속도를 찾았다면, 얼마나 오래 운동해야 하는지도 결정해야 한다. 적정 유산소 심박수를 유지하면서 달리기를 해보자. 처음엔 아주 힘차게 달릴 수 있을 것이다. 하지만 시간이 지나면, 어느 순간부터 지치는 느낌이 든다. 언제 이 현상이 나타나는지는 사람마다 다르다. 어떤 사람은 5분 만에 지치기도 하고, 어떤 사람은 30분 만에 지치기도 한다. 그래서 내가 얼마 만에 지치는지를 확인해봐야 한다. 예를 들어 10분 만에 지친다면, 약 2주간은 달리기를 10분 이상 하지 않도록 한다. 운동을 조금하는 것 같다고 죄책감을 가질 필요는 없다. 첫술에 배부를 수는 없기 때문이다.

2주 후에 달리기 속도와 시간을 재설정해보자. 내 적정 유산소 심박수를 유지하면서 속도를 더 낼 수 있는지. 그리고 얼마 만에 지치는 느낌이 나는지 말이다. 아마 2주 만에 속도가 빨라지진 않았을 것이다. 하지만 운동을 지속할 수 있는 시간은 늘어났을 거라고 확신한다. 그러면 그에 맞춰서 달리기 속도와 운동 시간을 재조정한다. 이 과정을 지속하다보면, 나중에는 자연스럽게 30분이건 1시간이건 지치지 않고 뛸 수 있는 사람이 된다. 억지로 뛴다고 되는 게 아니다. 이 방법을 그대로 하면 자연스럽게 유산소 능력이 좋아지고 체력도 좋아질 것이다.

하지만 마라톤과 같이 대회 출전에 욕심이 있는 사람도 있을 것이다. 마라톤의 경우에는 기초 유산소 능력도 굉장히 중요하지만, 피로를 이겨내는 능력 또한 매우 중요하다. 그래서 앞에서 소개한 '유산소 운동의 8:2 법칙'을 이용한다. 앞에서 봤던 표를 다시 가져왔다.

	월	화	수	목	금
1주	유산소 심박 유지	유산소 심박 유지	유산소 심박 유지	유산소 심박 유지	고강도
2주	유산소 심박 유지	유산소 심박 유지	유산소 심박 유지	유산소 심박 유지	고강도
3주	유산소 심박 유지	유산소 심박 유지	유산소 심박 유지	유산소 심박 유지	고강도
4주	유산소 심박 유지	유산소 심박 유지	유산소 심박 유지	유산소 심박 유지	고강도

일주일에 한 번만 고강도 운동을 한다. 저강도 유산소 운동 방식에서 강도를 높이려면 심박수를 유산소 심박수 이상으로 올리면 된다. 아주 간단하다. 달리기 속도를 높이면 된다. 그렇다고 단거리 달리기처럼 달리라는 말은 아니다. 만약에 내가 7km/h로 달렸다면, 9~10km/h로 달려보라는 것이다. 그리고 이걸 지치는 느낌이 들기 전까지만 하면 된다. 그런데 너무 빨리 지쳐서 운동 시간이 너무 짧다는 생각이 들 수도 있을 것이다. 그 경우에는 3~5분 정도 걸으면서 휴식을 취하다가, 한 번만 더 빠르게 달려보자. 총 2세트 빠르게 달리기를 하는 것이다.

가능하면 금요일에 하는 것을 추천한다. 고강도 운동을 하면 다음 날 피곤할 테니 쉬는 날 전에 하는 게 가장 낫다.

인터벌 방식의 유산소 운동

인터벌 운동에 사용하는 케틀벨 스윙, 줄넘기, 단거리 달리기, 로잉 머신, 버피 등은 대표적으로 강한 힘을 필요로 해서 오래 지속하기 힘든 유산소 운동들이다. 그러므로 이 운동을 이용하면, 근력과 유산소 능력이 함께 길러지는 특징이 있다. 그래서 짧은 시간 동안 운동하고자 하는 사람에게 적합하다.

주의사항이 있다. 기본적으로 힘을 많이 사용하기 때문에 오래 지속하게 되면 심박수가 한계치까지 치솟게 된다. 그래서 운동 시간과 휴식 시간을 철저하게 지키면서 하는 것이 중요하다. 그래서 힘이 너무 약하다면 이 방식은 적절하지 않다. 먼저 근력 운동과 아주 천천히 하는 저강도 유산소 운동을 최소 1년은 하고 인터벌 운동을 하길 추천한다. 물론, 코치의 감독하에 진행한다면 큰 문제는 없을 것이다.

이 운동을 할 때는 10초 운동, 50초 휴식 법칙을 이용한다. 1분에 한 세트씩 진행하는데, 단 10초만 하는 것이다. 그리고 나머지 50초는 휴식을 취한다. 이 방식으로 여러 번 반복한다. 10초간 강한 힘으로 운동을 할 때 힘이 길러진다. 그리고 50초간 휴식을 취할 때는 유산소 시스템이 발달한다.

물론, 이것도 앞에서 설명한 두 가지 유산소 운동 주의사항을 꼭 지키면서 해야 효과가 있다. 복습 삼아 또 보고 지나가자.

1. 유산소 운동이 되는 적정 심박수를 유지하는가?
   → (220 – 나이) X 0.75
2. 지치는 느낌이 들지 않는가?

→ 운동량이 너무 많지는 않은지

이 방식으로 유산소 운동을 하면, 10초간 운동을 할 때는 심박수가 낮게 유지된다. 그리고 운동 후 휴식을 취할 때 심박수가 높이 올라갔다가 다시 내려오게 된다. 그리고 다음 세트를 진행하고 휴식을 취하면 또다시 심박수가 올라가는 식이다.

그래서 인터벌 운동의 경우에는 적절한 운동 강도를 찾는 것이 중요하다. 예를 들어, 케틀벨 스윙으로 한다면, 나에게 맞는 케틀벨 중량을 찾아야 한다. 똑같이 케틀벨 스윙을 10초 하더라도, 중량이 적절해

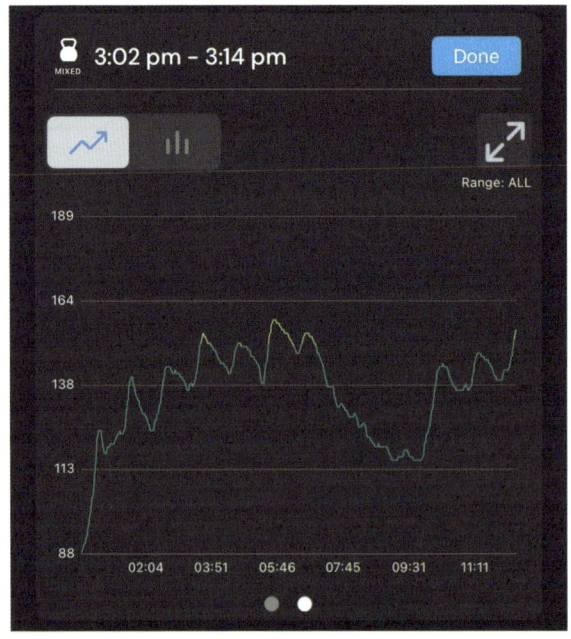

인터벌 트레이닝의 심박수 모습. 운동 직후에 심박수가 올라가고, 휴식을 취하면 내려가는 모양이 나온다.

야 유산소 심박수가 유지되면서 유산소 운동이 잘된다. 반대로 중량이 너무 낮거나 너무 높으면 심박수가 잘 올라가지 않는다. 혹은 적정 중량보다 약간 높으면 심박수가 높아진다. 달리기로 인터벌 운동을 한다면 달리기 속도 설정이 그만큼 중요하고, 로잉 머신을 사용한다면 저항 설정이 중요하다는 것이다.

다시 케틀벨 스윙으로 돌아와보자. 약 일주일 정도 여러 가지 케틀벨 중량을 가지고 테스트를 해봐야 한다. 예를 들어 첫째 날에 16kg으로 케틀벨 스윙을 10초 운동 50초 휴식 법칙을 이용해서 10분간 운동했다고 가정해보자. 그런데 심박수가 내 적정 유산소 심박수인 142를 넘어가거나 힘이 빠지는 느낌이 든다면? 케틀벨이 약간 무겁다는 뜻이다.

다음날에 무게를 낮춰서 다시 동일한 테스트를 진행해본다. 12kg으로 낮춰봤다. 그런데 오히려 심박수가 너무 낮아져서 120을 넘지 않는다면? 무게가 너무 낮다는 뜻이다. 다음날 다시 14kg으로 바꿔서 테스트를 해봤더니, 135 정도의 심박수가 나왔다. 게다가 지치는 느낌도 들지 않는다면, 내 적정 중량은 14kg이라는 사실을 알 수 있게 된다.

"귀찮은데 하루에 다 테스트해보면 안 돼요?"라고 묻는 사람들도 있을 것이다. 당연히 안 된다. 10분간 테스트를 해보라고 말하는 것은 내가 이 운동을 10분간 해도 적절하게 심박수가 유지되는지를 확인하라는 뜻이다. 단순히 1~2세트만 해봐서는 알 수 없다. 10분간 테스트를 하루에 여러 번 하는 것도 정확도가 떨어진다. '카디악 드리프트'에 대해서 설명한 것을 기억할 것이다. 유산소 운동 시간이 길어질수록 심박수가 점점 높아진다는 의미다. 즉, 처음 테스트한 중량은 심박수가 정확하게 측정되겠지만, 나중에 테스트한 중량은 원래 나와야 하는 심박수보다 높게 측정될 수밖에 없다. 귀찮다고 대충 하려고 하지 말자. 이게 운동 효과를 떨어뜨리거나 부상을 만들 수 있다.

적정 중량을 찾았다면, 이제는 운동을 얼마나 길게 해야 할지 알아야 할 것이다. 일단 처음에는 딱 10분만 하면 된다. 애초에 10분 테스트로 찾은 중량과 운동 강도이기 때문이다. 이렇게 2주간 진행한다. 그사이에 내 몸의 힘과 유산소 능력이 발달될 것이다. 즉, 10분 운동이 2주 전보다 덜 힘들어지게 되는 것이다.

그러면 다시 테스트를 해본다. 중량은 똑같이 유지하고, 내가 몇 분간 10초 운동 50초 휴식을 유지할 수 있는지 확인해보자. 이때 어느 정도 시간 동안 유산소 심박수를 넘어가진 않는지, 힘 빠지는 느낌은 들지 않는지 점검하면서 한다. 예를 들어서, 15세트에서 힘이 빠지는 느낌이 들었다고 가정해보자. 이때 심박수는 유산소 심박수를 넘지 않았다. 그렇다면 내 적정 세트는 14세트라고 볼 수 있다. 지치기 전까지만 하는 것이다. 이제부터는 약 2주간 14세트를 유지하면서 인터벌 운동을 해주면 된다. 반대로 힘은 빠지지 않았는데, 심박수가 15세트에서 유산소 심박수를 넘어갈 수도 있다. 이 경우에도 마찬가지로 14세트를 유지하자.

인터벌 운동도 저강도로 오랜 시간 유지하는 유산소 운동 방식과 마찬가지로, 주기적으로 강도를 올리면 체력 향상에 더 큰 도움이 된다.

물론, 그냥 10초 운동 50초 휴식 법칙만 사용해도 되지만, 욕심이 있는 사람은 8:2 법칙을 활용해보기 바란다. 주 5일 운동한다면, 금요일 하루만 20초 운동 40초 휴식으로 바꾼다. 운동 시간을 늘리고 휴식 시간을 줄이는 것이다. 이것만으로도 심박수가 미친 듯이 치솟게 될 것이다. 이걸 힘 빠지는 느낌이 들기 전까지만 한다. 만약에 운동 시간이 너무 짧다는 생각이 들면, 3~5분 휴식을 취한 후에 한 세트 더 동일하게 진행하면 좋다. 몸에 무리를 주는 것 같다는 생각이 들면 2주에 한 번만 해도 된다.

7
내 체력이 좋아졌는지 확인하는 방법

운동을 하고 나서 "와 대박, 역시 운동하니까 체력 엄청 좋아지네!"라고 느끼는 사람은 드물다. 체력이라는 것은 생각보다 추상적인 개념이다. 그래서 운동을 해도 체력이 올라갔는지 잘 모르겠다는 사람들이 많다. 물론 일상생활에서 힘을 더 잘 쓰게 되고, 전보다 덜 지치게 되면 체력이 좋아졌다고 생각하게 될 것이다. 하지만 일반적으로는 "운동을 시작하니까 전보다 좀 나은 듯?" 정도로 생각한다.

그래서 2~3개월에 한 번씩 내 체력이 향상되었는지 확인해보는 것이 좋다. 어떻게 하면 될까? 바로 근력과 유산소 능력이 늘어났는지 확인해보면 되는 것이다.

근력 측정 방법

내 근력이 늘어났는지 확인해보라고 말하면, "무거운 거 들면 다칠까봐 무서워요"라고 말하는 사람이 많다. 사실 중량 측정을 할 때, 옆에 코치와 같은 안전관리인이 없다면 위험한 게 사실이다. 깔릴 수 있기 때문에 구해줄 사람이 필요하다.

그래서 내가 제안하는 방법은 3RM 측정이다. 3RM 측정은 내가 최대 3회 들 수 있는 중량을 찾는 것을 말한다. 최대 중량을 측정하는 것과 달리 다칠 확률도 적고, 깔릴 위험도 적다. 측정 방법은 아주 간단하다. 무게를 올려가면서 3회씩 해주면 된다. 계속 무게를 올리다보면, 3회를 겨우 할 수 있는 중량에 도달하게 될 것이다. 이 무게에 도달하면, 측정을 종료하면 된다. 물론, 정확하게 3회 측정이 안 될 수도 있다. 생각보다 무거워서 1회밖에 들지 못할 수도 있고, 조금 가벼워서 4회 정도 들 수도 있다. 괜찮다. 적당히 융통성 있게 측정하고 마무리하면 된다.

측정이 마무리된 후에 나의 최대 중량인 1RM을 계산해보자. 앞에서 설명했듯이 인터넷에 1RM 계산기라고 검색하면, 나의 추정 1RM을 알 수 있다. 추정 1RM이 잘 늘어나고 있다면, 체력도 잘 늘고 있을 것이다. 하지만 중량이 정체되거나 줄어들 수도 있다. 그렇다면, 이 책의 4부 전체를 한 번 더 복습하고, 무엇이 잘못되었는지 생각해보도록 하자.

3RM 측정법은 최대 중량을 측정하는 것보다는 안전하다. 그래도 만일의 사태를 대비하는 것이 좋다. 중량 측정을 할 때에는 항상 안전바를 설치해두고 해야 한다. 안전바란 바벨을 들지 못했을 때 안전하게 올려놓을 수 있는 장치다. 특히 스쿼트와 벤치프레스는 필수다. 측정이 아니라 평소 운동을 할 때도 항상 안전바를 설치하는 버릇을 들이도록 하자.

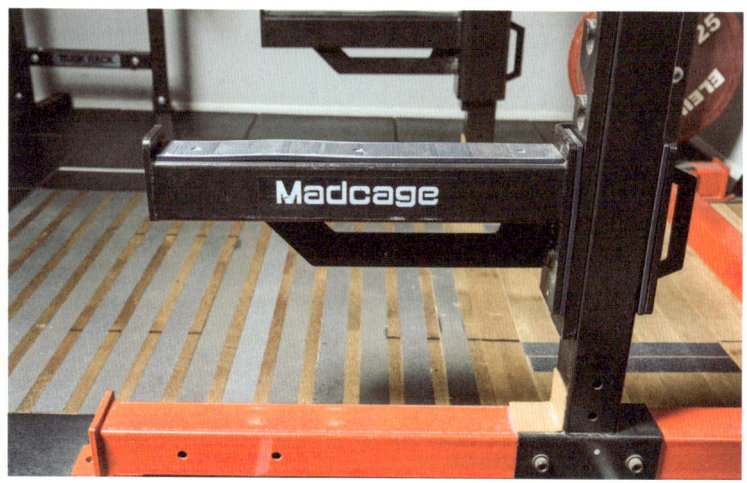
안전바.

유산소 능력 측정 방법

유산소 능력을 측정하는 방법으로는 미국의 유산소 운동 전문가인 필 매피톤 박사가 제안한 방법을 이용할 것이다. 그의 저서 《매피톤 건강법》에 보면, MAF 테스트라는 것이 소개되어 있다. 다음에 소개할 테스트 방법은 정확히 말하면 MAF 테스트는 아니다. 그의 방법을 응용한 것이다.

먼저 달리기로 예를 들어보겠다. 군대에 다녀온 남자들은 군대에서 3km 구보 테스트를 해본 적이 있을 것이다. 이와 같은 방법을 사용한다. 군대에서는 3km를 몇 분 만에 완주하는지를 측정한다. 하지만 군대에서와는 다르게 심박수도 함께 측정해야만 한다. 방법은 간단하다. 3km을 뛰는데, 75% 이론의 유산소 버전을 지키면서 뛴다. 즉, 유산소 운동이 되는 심박수를 넘기지 않으면서 3km를 뛰는 것이다. 예를 들어 자신이 서른 살이라면, 심박수 142를 넘기지 않도록 유지하면서 3km를 뛰어야 한다.

이 방식으로 3km를 뛰는 데 얼마큼의 시간이 걸리는지 확인한다. 그리고 노트에 적어놓는다. 그러고 나서 2~3개월 운동을 꾸준히 한다. 그 이후에 다시 3km 달리기를 측정해본다. 동일한 방법으로 다시 측정해봤을 때, 3km 달리기 시간이 줄어들었다면 내 유산소 능력이 개선된 것이다. 반대로 그대로이거나 시간이 늘어났다면, 내 유산소 운동 방법을 다시 점검해봐야 한다. 분명히 어딘가가 잘못된 부분이 있을 것이다. 앞의 내용을 다시 한번 읽어보자.

그렇다고 체력 측정을 꼭 달리기로 할 필요는 없다. 이건 달리기를 하는 사람들을 위해서 보여주는 예일 뿐이다. 만약에 유산소 운동으로 자전거를 탄다면, 같은 방식으로 자전거 타기 테스트를 하면 된다. 물론, 거리는 달리기보다 더 길어야 할 것이다. 케틀벨 스윙으로 한다면, 정해진 시간 동안 케틀벨 스윙을 몇 회 할 수 있는지 확인하면 된다. 이 모든 측정을 할 때에는 유산소 운동이 되는 심박수를 넘기지 않아야 한다.

그 밖에 실력을 높이는 팁들

이 책에 나온 지식 정도만 알더라도, 이 책을 읽지 않은 사람보다 세 배 더 빠르게 체력이 개선될 것이다. 하지만 뭔가 2% 부족하다. 운동이라는 게 단순히 방법만 알면 잘될 것 같지만, 실제로 해보면 잘 안 되는 게 현실이기 때문이다. 그래서 나의 운동이 잘되고 있는지 지속 관찰하는 것이 필요하다. 그래야 내가 어떤 부분이 안 되는지 알 수 있고, 그 부분을 수정하면서 발전해나갈 수 있다. 이 부분이 생각보다 중요하다. 대부분은 귀찮다고 하지 않는데, 운동을 잘하는 사람들은 모두 이걸 하고 있다는 사실을 알아야 한다.

운동일지

"아이디어가 떠오르면 그 즉시 적어라" "투자를 하면서 무조건 투자일지를 적어야 한다" "책을 읽고 나서 글로 정리하는 것이 중요하다" 같은 말을 들어본 적이 있을 것이다. 무언가를 기록한다는 것은 어느 분야에서든지 굉장히 중요하게 여겨진다. 운동에서도 마찬가지다. 운동을 하면서 내가 무엇을 했는지 운동일지를 적어야 한다. 운동일지에는 다음과 같은 것을 적으면 좋다.

- 어떤 운동을 했는지
- 몇 회, 몇 세트를 했는지
- 컨디션은 어땠는지
- 문제점은 무엇이었는지
- 전보다 개선된 점은 무엇이었는지

이런 것들을 적어놓고, 전날 운동했던 내용을 운동 전에 한 번씩 훑어보자. 그러면 내가 오늘 해야 하는 중량, 반복 수, 세트 수를 알 수 있음은 물론이고,

> 훈련일지

250131 금, S&S W11D3

웜업(2세트) : 수피네이션 리스트컬+퀄 익스텐션+교정 사이드 플랭크+드로인 크런치 홀드+3개월 자세(횡격막!!)+가드 오픈 자세(이마 높이, 1kg)+아이언 크로스+발바닥 브릿지+양다리 레그컬+밴드 굿모닝+고블릿 스쿼트 홀드(넓게)

본훈련
S&S timed test
케틀벨스윙 EMOM 10min
40kg
1라운드
10L, 10R, 10L, 10R, 10L, 10R, 10L
휴식

2라운드
10R, 10L, 10R

내가 무엇을 잘하는지 못하는지 항상 상기시킬 수 있다. 이게 처음에는 별 차이를 못 느낄 수도 있지만, 1년 뒤에는 정말 큰 차이를 만들게 된다.

10년 전에 나에게 운동을 가르쳐줬던 분이 이런 말을 한 적이 있다.

"초보자들은 내가 몇 kg으로 몇 회 반복할 수 있는지 정확히 알지 못한다. 하지만 고수들은 그걸 정확히 파악하고 있다. 이게 바로 초보자와 고수의 가장 큰 차이다."

당시에 이 말을 들었을 때는 단순히 내가 하는 운동의 수행능력을 다 기억하고 있어야 한다고 생각했다. 하지만 그 말이 아니었다. 바로 운동일지를 쓰라는 말이었다.

운동일지는 자기가 쓰기 가장 편한 곳에 쓰면 된다. 나는 스마트폰의 기본 메모 어플에 적는다. 어차피 스마트폰은 운동할 때 항상 옆에 있기 때문에, 나에게는 이게 가장 편한 방법이다.

근력학교에서 내가 수업할 때에는 운동일지용 수첩을 나눠준다. 펜으로 글

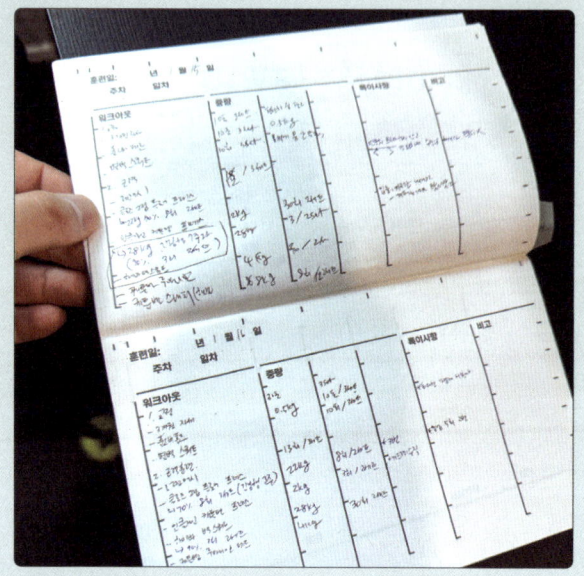

을 쓰는 것을 선호하는 사람은 이것도 좋은 방법이다.

  운동 일지는 가능하면 세트 사이 휴식 시간에 적는 것이 좋다. 내가 어떤 문제가 있는지 발견하는 즉시 기록해두는 것이다. 그래야 정확하게 기억할 수 있게 된다. 간혹, 운동이 모두 종료된 후에 한꺼번에 적는 사람들이 있다. 자신의 머리를 너무 믿지 말자. 운동 중에 있었던 일을 모두 기억했다고 믿지만, 적으면서 빼먹는 경우도 정말 많다.

카메라 촬영

내가 아무리 자세를 잘 신경 쓰고 운동했다고 하더라도, 나중에 가면 자세가 이상해지는 경우가 부지기수다. 그걸 막기 위한 첫번째가 운동일지이고, 두번째가 카메라 촬영이다.

  내가 잘하지 못하는 운동이 있다면, 항상 영상을 찍어서 관찰해보는 습관을 갖는 게 좋다. 그래야 내가 어떤 부분을 잘하지 못하는지 파악이 가능하다.

　물론, 초보자 때는 운동 자세를 관찰하는 능력이 떨어지는 경우가 매우 많다. 나도 그랬다. 그런데 계속해서 카메라로 촬영하고, 사람들의 동작을 관찰하다보니 코치를 할 수 있을 정도로 관찰 능력이 좋아졌다. 내가 자세를 보는 눈이 좋아질수록 내 실력도 함께 급상승한다. 내가 머릿속으로 운동 자세를 상상할 수 있어야 그 자세를 구현할 수 있기 때문이다. 맨날 인스타그램이나 유튜브로 자세 관찰만 하는 친구들의 운동 실력이 빨리 느는 것은 결코 우연이 아니다.

　카메라로 촬영하라고 하면, "그냥 거울로 보면 안 되나요?" 묻는 사람들도 있다. 그것도 내 자세를 관찰할 수 있는 방법 중 하나지만, 모든 상황에서 이용하긴 어렵다. 예를 들어, 내 데드리프트 자세의 옆모습을 관찰한다고 가정해보자. 그러면 거울을 보기 위해서 고개를 옆으로 돌릴 수밖에 없다. 목이 돌아가면 몸이 함께 돌아간다. 몸이 돌아가면 하체도 함께 돌아간다. 이 상태에서 운동을 하면 당연히 불균형이 더 심해진다. 우리는 휴머노이드 로봇이 아니다. 가능하면 거울보다는 내 카메라로 다양한 각도를 찍어보자.

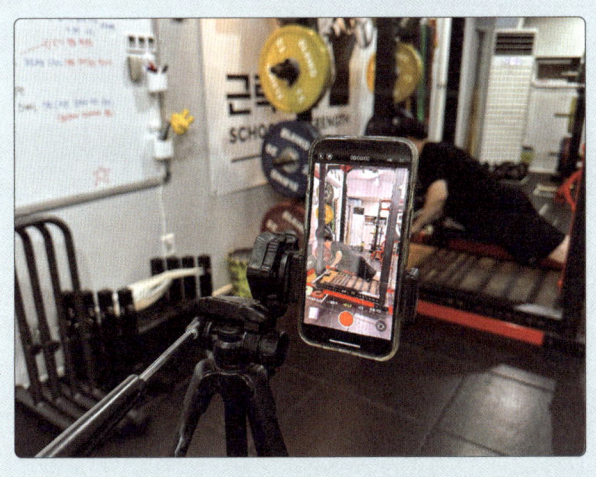

휴식과 회복

5부

결국 체력 향상은 내가 부족한 것을 채우는 일 /
일상 컨디션 조절하기 / 운동 컨디션 조절하기 /
부상에 대처하기

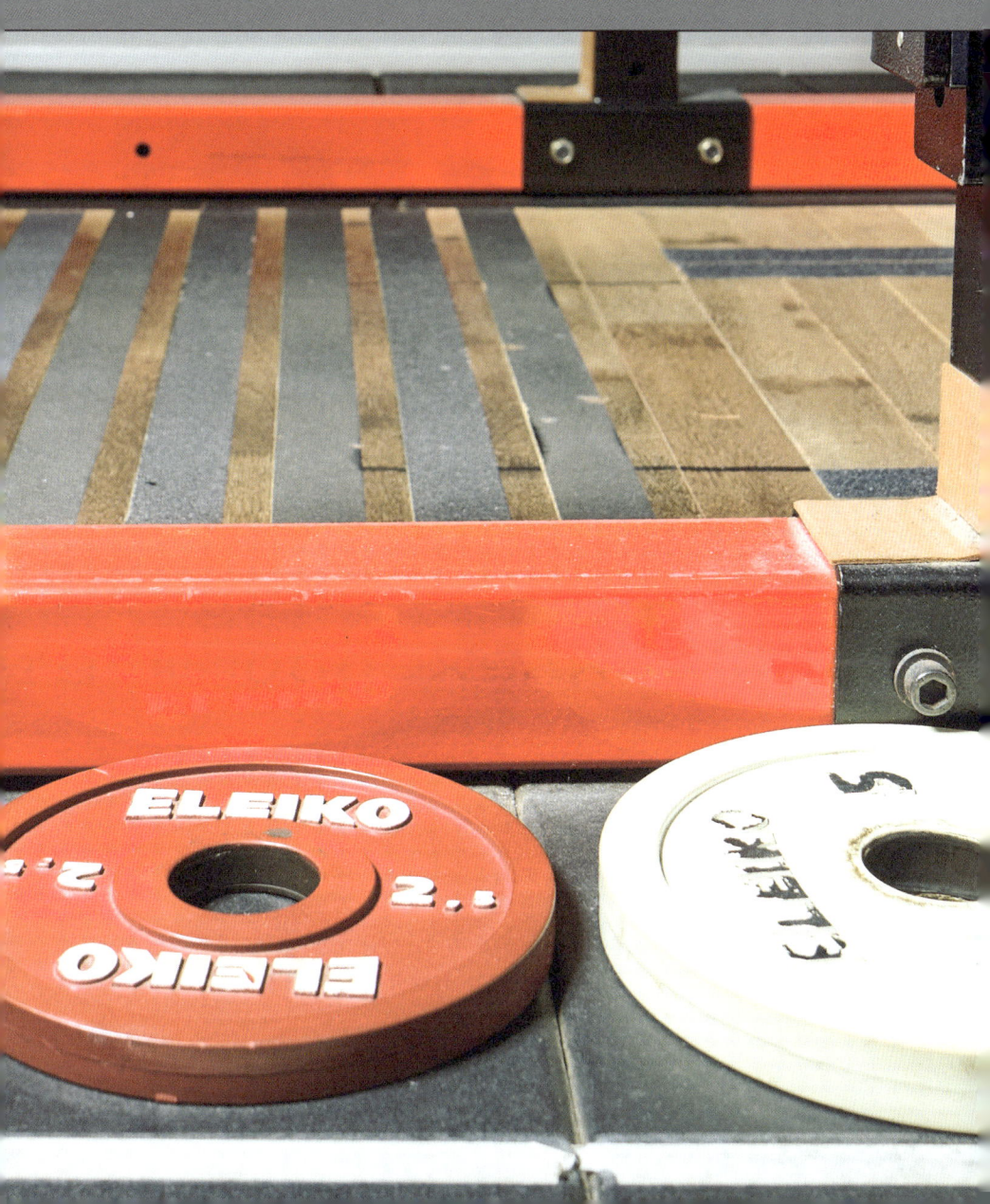

1
결국 체력 향상은
내가 부족한 것을 채우는 일

여름 삼복 더위가 시작되면, 우리는 항상 보양식을 찾는다. 떨어진 체력을 보충하기 위해서다. 그런데 보양식 먹고 체력이 좋아진다는 것을 실제로 느껴본 적이 있는가? 아마도 없을 것이다. 삼계탕을 먹으면, 그냥 '힘이 나는 기분'만 든다. 그렇다면 왜 우리 조상들은 효과도 없는 보양식을 챙겨먹었을까? 그 이유는 간단하다. 우리가 못살았기 때문이다.

    대한민국은 불과 몇십 년 전만 해도, 먹을 것이 부족했던 나라다. 6·25 전쟁 이후에는 미국의 원조로 먹고살았을 정도니 말이다. 그 당시에 국민들이 주로 먹었던 것은 옥수숫가루나 밀가루로 만든 음식들이었다. 탄수화물 위주로 식단이 이루어졌던 것이다. 이런 불균형한 식단으로는 체력이 떨어질 수밖에 없다. 특히, 일을 많이 하고, 땀이 많이 나는 여름에는 말이다.

    주로 보양식으로 알려져 있는 장어, 삼계탕 등은 지방과 단백질이 풍부하다는 특징이 있다. 그 이유는 간단하다. 과거 우리나라에서는 주로 탄수화물 위주의 식사를 했기 때문에, 우리 몸에는 단백질과 지방이 부족한 상태였다. 이렇게 부족한 단백질과 지방을 채워주면, 그 자체로 떨어진 체력이 올라갔던 것이다. 그게 우리가 흔히 알고 있는 보양식의 실체가 아닐까?

체력을 키우는 방법은 아주 간단하다. 결국은 내가 부족한 것을 채우면 된다. 비타민이 부족한 사람은 과일과 채소를 많이 먹어야 하고, 근력이 부족한 사람은 근력 운동을 해줘야 한다. 이런 이유로, 내가 체력 향상에는 근력과 유산소 능력을 올리는 것이 매우 중요하다고 말했던 것이다. 인간의 여러 능력 중에 가장 많이 약화된 것이 바로 근력과 유산소 능력이기 때문이다.

그래서 마지막 5부에서는 생활 전반을 개선하는 방법에 대한 이야기를 간단히 할 것이다. 이 간단한 것도 다 안 되어 있는 사람들이 많다. 진짜 별것 아닌 것 같아도 나의 체력을 떨어뜨리는 원인이 되기도 한다. 사소해 보인다고 신경 쓰지 않으면, 운동을 백날 해도 저질체력에서 벗어나지 못하게 된다. 그리고 내가 최근 이 책을 집필하면서 새롭게 겪은 체력 문제도 있다. 이 문제를 해결한 이야기도 공유해보려고 한다.

2
일상 컨디션 조절하기

수면

수면 시간

커피가 없으면 일에 집중이 되지 않는가? 저녁에 커피를 먹어도 잠을 잘 자는가? 수면 시간이 7시간 이하인가?

《우리는 왜 잠을 자야 할까》의 저자 매슈 워커는 현대인의 수면 습관에 대해서 경고했다. 그의 책에 따르면, 10일 연속 7시간 수면을 취할 경우, 24시간 동안 잠을 자지 않았을 때와 맞먹는 수준의 기능 이상을 보인다고 한다.

개인적인 경험으로는, 스스로 깰 정도로 충분히 수면을 취하면 낮에 어떤 상황에도 졸리지 않는다. 알람을 맞추지 않고 스스로 눈이 떠질 때 일어나는 것인데, 그러면 식곤증, 춘곤증, 운전 중 졸음 같은 일이 안 생긴다.

만약에 자신이 낮에 자주 졸리다면, 혹은 커피 없이 버틸 수 없다면 수면 시간부터 점검해야 한다. 매슈 워커는 7~9시간 수면을 취해야 한다고 말했다. 이 말을 들으면 7시간만 자도 괜찮은 것 같다. 하지만 나는 다르게 해석했다. 7~9시간 수면을 취해야 한다고 이야기한 것은 사람마다 적정 수면시간이 모두 다르다는 뜻이다. 어떤 사람은 7시간 30분일 수도 있고, 어떤 사람은 9시간일 수도 있다. 그래서 내 적정 수면 시간을 확인해야 한다.

나는 알람을 맞추지 않고 잠을 청하면, 7시간 30분 뒤에 알아서 깬다. 그 이상 자라고 해도 못 잔다. 아마도 나의 적정 수면 시간은 7시간 30분일 것이다. 이 정도 수면을 취하면 하루 종일 쾌활하며, 졸리는 경우가 거의 없다.

이 책을 읽는 분들도 자신의 적정 수면 시간이 얼마인지 확인해볼 필요가 있다. 일찍 잠들어서 몇 시에 깨는지 확인해보는 것이다. 그리고 그 수면 시간을 맞추도록 노력해보자. 물론, 직장인이라면 늦잠 자서 지각하는 불상사를 막기 위해서 알람을 맞춰놓아야 한다. 일찍 일어날 수 있도록 일찍 잠드는 것이 포인트다. 예를 들어, 내가 출근하기 위해서 집을 나서는 시간이 8시라면, 최소 7시에는 일어나는 게 좋을 것이다. 그리고 내 적정 수면 시간이 넉넉히 9시간이라고 가정하고 잠드는 시간을 설정해본다. 그러면 10시에 잠들어야 7시에 일어날 수 있을 것이다. 이 방법을 1~2주 해보면, 내 적정 수면 시간이 어느 정도인지 알 수 있다. 10시에 잠들면 7시에 일어나는 사람도 있겠지만, 5시에 깨는 사람도 있기 때문이다. 일어나는 시간에 맞춰서 잠드는 시간을 조정하자. 그러면 적정 수면 시간을 채우면 자연스럽게 일어날 수 있게 된다.

적절한 수면 시간 확보는 저질체력과 만성피로에서 벗어나기 위한 가장 기초적인 작업이다. 운동을 하더라도, 수면 시간을 줄이는 짓을 하면 안 된다. 다음날 직장에 가기 싫어서 늦게 잔다고? 아니면 유튜브 보다가? 그런 이유 때문에 늦게 잔다면, 저질체력에서 벗어날 가능성은 0에 가깝다.

운동 시간

시간이 부족한 직장인들은 밤늦게 운동하는 경우가 많다. 특히, 잠들기 2~3시간 전에 운동을 하는 경우가 있는데, 가능하면 이것은 피하는 게 좋다.

우리가 수면을 취하기 위해서는 몸의 내부 온도가 낮아져야 한다. 그런데 운동을 할 때는 반대로 몸 내부의 온도가 올라간다. 그러니 밤늦게 운동하면, 수면을 제대로 취할 수 없게 된다. 만약에 잠들기 2~3시간 전에 운동을 해야 하는 상황이라면, 운동 강도를 전반적으로 낮춰야 한다. 강도 높은 웨이트 트레이닝이나 인터벌 트레이닝보다는 가벼운 유산소 운동을 추천한다. 아주 가벼운 무게로 자세 연습만 하고 운동을 끝내는 것도 아주 좋은 방법이다.

우리가 수면을 줄이면서 얻는 이득은 아무것도 없다. 사람들은 깨어 있는 시간이 늘어나서 더 많은 일을 할 수 있을 거라고 생각한다. 하지만 집중력이 저하되고, 회복력, 면역력이 모두 나빠진다. 운동이든 일이든 능률이 더 나빠지는 것이다. 그래서 충분한 수면 없이 하는 운동은 오히려 부상을 불러올 수 있다.

커피

대부분의 직장인들이 하루에 최소 커피 한 잔은 마신다. 많게는 두세 잔까지 마시는 경우도 있다. 커피를 많이 마신다면, 이미 만성피로 상태일 가능성이 높다. 나의 경우 지금은 아침에 딱 한 잔만 마신다. 하지만, 불과 몇 달 전만 해도 스타벅스 아메리카노 벤티 사이즈 두 잔 정도의 커피를 섭취했었다. 그것도 매일 말이다.

이렇게 커피를 많이 마시니, 나중에는 커피를 먹어도 잠이 드는 상황까지 갔다. 그때 나는 '카페인에 적응됐나보다'라고 생각했다. 하지만 그게 아니었다. 피로가 너무 쌓여서 카페인이 듣지 않는 상태가 된 것이었다. 그 사실을 몇 달 전에 깨달았다.

피곤할 때마다 커피를 마시는 버릇을 들이면, 만성피로 악순환이 시작된다. 피곤한 상태임에도 불구하고 몸에 카페인이 들어가니, 잠이 오지 않게 된다. 그러면 피로는 회복하지 않은 상태에서 계속 쌓이기만 한다. 이 악순환이 지속되면 나중에는 결국 만성피로가 온다. 나도 그랬으니까. 아마 커피를 많이 마시는 직장인들은 과거의 나와 같은 상태일 가능성이 높다.

이런 악순환의 고리를 끊어내기 위해서는 커피를 끊는 수밖에 없다. 내 피로를 온전히 느끼고 나에게 쌓인 피로를 풀어내야 한다. 잠을 더 자야 한다는 뜻이다. 아마도 커피를 끊으면 졸려서 일을 하지 못할까봐 걱정인 사람들이 많을 것이다. 하지만 개인적인 경험으로는 수면 시간만 적절하게 늘려주면, 큰 문제는 되지 않는다. 처음에는 약간 피곤하긴 하다. 그래도 며칠 지나면 생각보다 몸 상태가 극적으로 좋아진다. 커피를 마시지 않아도, 식곤증, 운전 중 졸림 등이 모두 깔끔하게 없어진다. 그리고 시간이 늦어질수록 집중력이 떨어지던 증상도 모두 없어진다. 만약에 그래도 걱정이라면, 주말부터 커피를 끊어보는 것을 추천한다. 그리고 수면 시간을 최대한 확보하자.

커피를 마셔야만 한다면, 아침에 딱 한 잔만 권장한다. 오후에는 가능하면 마시지 않는 게 좋다. 사람들은 단순히 카페인 섭취량만 적절하면 괜찮다고 생각하는데, 그렇지 않다. 마시는 시간이 굉장히 중요하다. 몸에서 카페인이 제거되는 데 생각보다 긴 시간이 필요하기 때문이다.

카페인은 우리 몸에서 일정한 속도로 줄어들지 않는다. 시간이 지날수록 줄어드는 속도는 더 느려진다. 카페인이 우리 몸에서 절반으로 줄어드는 데 드는 시간은 3~6시간으로 알려져 있다. 이건 사람마다 다르다. 어떤 사람은 3시간 만에 카페인이 절반으로 줄어들 수도 있고, 어떤 사람은 6시간까지 걸리기도 한다. 예를 들어, 어떤 사람의 몸에 있는 카페인이 반으로 줄어드는 데 6시간이 걸린다고 가정해보자. 이 사람이 낮 12시에 아메리카노를 한 잔, 즉 카페인을 150mg 섭취했다. 이 사람의 경우 저녁 6시에 카페인이 150mg의 절반인 75mg이 남아 있게 된다. 밤 12시에는? 75mg의 절반인 37.5mg의 카페인이 남아 있게 되는 것이다. 믹스 커피 한 잔의 2/3의 카페인이 밤 12시에도 남아 있는 것이다! 이 정도의 카페인 양도 나의 수면을 방해하기에는 충분하다.

호흡

주변에 다크서클이 유난히 진한 사람이 있을 것이다. 그런 사람들은 이렇게 말하는 경우가 대부분이다. "나는 어렸을 때부터 다크서클이 진했어. 타고났나봐." 진짜 타고난 사람도 있을 것이다. 하지만 내가 본 사람들 중에서 다크서클이 유난히 진한 사람은 코로 호흡을 하지 못하는 문제를 가진 경우가 많았다. 바로 비염 환자들이다. 비염 환자들은 입으로 호흡하는 경우가 정말 많다. 이 문제는 단순히 입이 건조해지는 문제뿐만 아니라, 회복 능력을 떨어뜨리는 문제를 만든다. 그래서 만성적으로 피로가 쌓이게 되고, 이로 인해서 진한 다크서클을 가지게 되는 것이다.

조금 더 자세히 이야기해보자. 코로 호흡하지 않고 입으로 하면 어떤 문제가 생길까? 일단, 콧구멍보다는 입이 훨씬 크다. 그로 인해서 호흡량이 필요 이상으로 많아지게 된다. 아마, 숨을 많이 쉴 수 있으면 몸속의 이산화탄소를 빨리 빼낼 수 있어서 좋을 거라고 생각할지도 모른다. 하지만 몸속의 이산화탄소량이 너무 적어지면 몸에 문제가 생긴다.

《숨만 잘 쉬어도 병원에 안 간다》의 저자 패트릭 맥커운은 호흡량이 너무 많아지면, 회복 능력에 문제가 생긴다고 경고했다. 입으로 호흡을 하거나, 만성적으로 호흡 속도가 빠른 경우에 이 문제가 생긴다. 그의 책에 따르면, 호흡량이 너무 많아지면 혈액 내 이산화탄소 농도가 너무 낮아진다고 한다. 이런 상태에서는, 모세혈관에서 세포 조직으로 산소 전달이 제대로 되지 않는다. 이를 어려운 말로 '보어Bohr 효과'라고 한다.

우리 몸에는 여러 세포들이 있지만, 여기서 말하는 것은 근육과 뇌다. 근육과 뇌에 산소 공급이 제대로 되지 않는다면, 어떻게 될까? 근육과 뇌가 제대로 작동하지 못하는 것은 당연하고, 회복 또한 제대로 되지 못할 것이다. 집중력이 떨어지고 피로감이 계속될 것이다. 심한 경우에는 12시간을 자도 피곤하다고 말하는 사람도 있다.

그렇다면 어떻게 세포의 호흡 효율을 높일 수 있을까? 코로 천천히 호흡을 하는 것이다. 이 방법만으로도 피로도가 상당히 많이 줄어든다. 이 책의 앞부분에서는 복압을 올리는 방법으로 이 방법을 제안했지만, 회복 능력을 높이기 위해서도 코 호흡이 매우 중요하다.

간혹 비염 환자들 중에서 코 호흡 자체를 포기한 사람들이 있다. 일반적으로 어렸을 때부터 비염을 가지고 있는 사람들인데, 비염은 고치지 못한다고 알고 있기 때문이다. 고치지 못한다고 해서 관리조차 포기하는 것은 좋지 않은 판단이다. 필요하다면 주기적으로 이비인후과를 방문하고, 약을 복용하자. 실제로 나는 비염이 너무 심한 수강생들에게 이비인후과를 방문하도록 권장한다. 치료를 받고 온 사람들을 보면, 얼굴 표정부터 밝아진다는 사실을 알 수 있다. 체력이 너무 부족해서 나에게 운동을 배우러 왔지만, 사실 그들에게 필요한 것은 비염 치료였던 것이다.

비염 환자가 아닌데도 호흡으로 인한 만성피로를 가지고 있는 사람들도 있다. 말을 많이 하는 직업이거나, 스트레스를 많이 받는 직업이 그렇다. 이런 경우에는 자신도 모르게 호흡량이 많아지게 되고, 회복 능력이 떨어지게 된다. (아마도 대부분의 직장인들은 이런 상황에 놓여 있지 않을까 싶다.) 이런 사람들은 한숨을 자주 쉬고, 잘 때는 침을 흘리면서 잔다. 그리고 입을 헤~ 벌리고 있는 경우가 많다. 이는 평소에 호흡량이 너무 많을 때 나타나는 증상이다. 코 호흡만으로는 답답하기 때문에 그런 것이다.

패트릭 맥커운은 이런 사람들을 위해 간단한 운동을 제안했다. 걷기와 같은 아주 가벼운 유산소 운동을 하는 것이다. 다만, 오롯이 코로만 숨을 쉬어야 한다. 유산소 운동을 하는데 코로만 호흡을 유지하기 어렵다면, 잠시 멈춰서 쉬었다가 다시 해야 한다.

호흡은 항상 하고 있는 것이기 때문에 간과하기 쉬운 것 중의 하나다. 하지만 알다시피 우리 몸은 단 5분만이라도 숨을 쉬지 않으면 사망한다. 개인적으로는 먹을 것을 챙겨먹는 것도 중요하지만, 그전에 호흡을 바로잡는 것이 훨씬 중요하다고 생각한다. 방법이 어렵지는 않으니까 말이다.

수분 섭취

이 책을 쓰기 시작하고, 한 달쯤 지나서부터 체력 저하를 느끼기 시작했다. 정확히는 전보다 더 피곤해진 것이다. 처음에는 책을 쓰다보니, 하는 일이 늘어나서 그런 줄 알았다. 하지만 그게 아니었다. 물을 마시는 양이 너무 적어서 그런 것이었다. 그래서 하루에 물 2.5리터를 나눠서 마시기 시작했다. 한 시간에 한 번씩 종이컵 한 컵 정도의 양의 물을 마셨다. 그랬더니 신기하게도 피곤했던 증상이 모두 사라졌다. 나에게 부족했던 것이 바로 물이었던 것이다.

물은 우리 몸의 약 70%를 차지한다. 이 물은 혈액은 물론이고, 뇌, 근육 등에 골고루 분포되어 있다. 그렇기 때문에 물이 우리 몸에서 부족해지면, 여러 가지 기능들이 저하된다. 예를 들어 물이 부족해져서 혈액 양이 줄어들면 어떻게 될까? 우리 몸의 뇌나 근육에 영양소와 산소를 효과적으로 공급할 수 없게 될 것이다. 이로 인해서 피로감을 느낄 수 있다. 게다가 뇌나 근육 내의 수분량이 부족하다면, 당연히 해당기관의 기능이 떨어지게 된다.

　일반적으로 성인 남성의 경우 하루에 2.5리터, 성인 여성은 하루에 2리터 물을 마시기를 권장한다. 물론, 활동량, 날씨, 체중 등에 따라서 개인이 마셔야 하는 물의 양은 모두 다르다. 자신이 일반적으로 권장되는 양보다 현저히 적은 양의 물을 마신다면, 이로 인해서 체력 저하를 느낄 수 있다. 이 경우에는 물을 충분히 마실 수 있는 방법을 생각해야 한다. 나는 물 마시기 어플을 유료 결제해서 사용한다. 이렇게 하니까 겨우겨우 하루에 먹어야 하는 물의 양을 채울 수 있었다. 어플을 써도 이 정도니 그전에는 얼마나 물을 안 마셨는지는 알 만하다.

　지금 생각해보면, 이전에 나는 하루에 1리터 정도의 물만 마신 것 같다. 권장량보다 한참 적은 양이었다. 하루 활동량이 많은 사람인데도 말이다. 그 이유는 간단하다. 일을 하다보니 물 마시는 것을 까먹는 것이다. 목이 마르면 한 잔씩 마셨다. 이게 최근 나의 체력 저하를 만드는 원인이었다.

　물을 마실 때는 한 번에 많이 마시는 것을 추천하지 않는다. 조금씩 자주 마시는 것이 더 좋다. 화장실을 지나치게 많이 가게 되기 때문이다. 만약에 커피를 마신다면, 물을 추가로 마셔야 한다. 커피는 이뇨작용을 촉진한다. 즉, 커피를 마시면 커피를 마신 양보다 더 많은 수분이 몸에서 빠져나온다. 물을 거의 안 마시고 커피만 마시는 사람도 있는데, 이러면 만성적으로 체내에 수분이 부족한 상태가 될 수 있다. 앞에서도 언급했지만, 과도한 커피는 좋지 않다.

3
운동 컨디션 조절하기

쇠를 보고 흥분하지 않는다

주변에 운동만 하면 자주 다치는 사람이 하나쯤은 있을 것이다. 운동만 하고 오면 어딘가 아프다고 한다. 근육에 문제가 있어서 그런 경우도 있지만, 대부분은 성격 문제다. 이런 사람들은 굉장히 경쟁심이 강하고 기분파인 경우가 많다. 건강을 위해서 운동하기보다는 즐기는 데 초점을 둔다. 그리고 누군가와 경쟁해서 이기는 것을 좋아한다. 그래서 강박적으로 남들보다 더 많은 운동을 하려고 한다. 그러다보니 하루라도 운동을 덜하면 안 될 것 같다는 생각을 하고, 자신의 몸 상태에 따라서 운동 강도를 조절하지 않는다.

보통 크로스핏을 하는 사람들 중에 이런 성격이 많다. 남들보다 더 높은 퍼포먼스를 내면 신나고 즐겁기 때문이다. 그래서 운동을 자신이 감당할 수 있는 것보다 더 많이 한다. 크로스핏은 잘못이 없다. 지고 못 사는 성격을 가진 사람이 크로스핏을 하면 관절이 나가는 것이다.

운동할 때 가장 중요한 것은 '쇠(운동기구)'를 보고 흥분하지 않는 것이다. 쇠만 보면 신나서 운동을 더 많이 하는 사람들에게 하는 일종의 경고(?)다. 우리 몸은 기본적으로 견딜 수 있는 육체적 스트레스의 양이 정해져 있다. 초보자 때는 그 스트레스의 양이 적기 때문에, 운동을 많이 할 수 없다. 반대로 고수로 들어갈수록, 더 무거운 무게로 더 많은 운동을 할 수 있게 된다. 몸이 견딜 수 있는 육체적 스트레스가 커졌기 때문이다.

몸이 견딜 수 있는 육체적 스트레스는 매일 변한다. 어떤 날은 컨디션이 좋고, 어떤 날은 컨디션이 나쁘다. 우리가 운동을 안전하게 하기 위해서는 컨디션이 나쁜 날에는 운동량을 줄여야 한다. 이게 운동을 오래 하기 위한 핵심 중 하나이다.

문제는 인지 능력이다. 직장인들은 내 컨디션이 좋은지 나쁜지, 생각보다 인지를 못 한다. 기분과 헷갈려하기도 한다. 기분이 좋으면 컨디션이 좋다고 생각하는 식이다. 기분이 좋아도 컨디션이 안 좋을 수 있다.

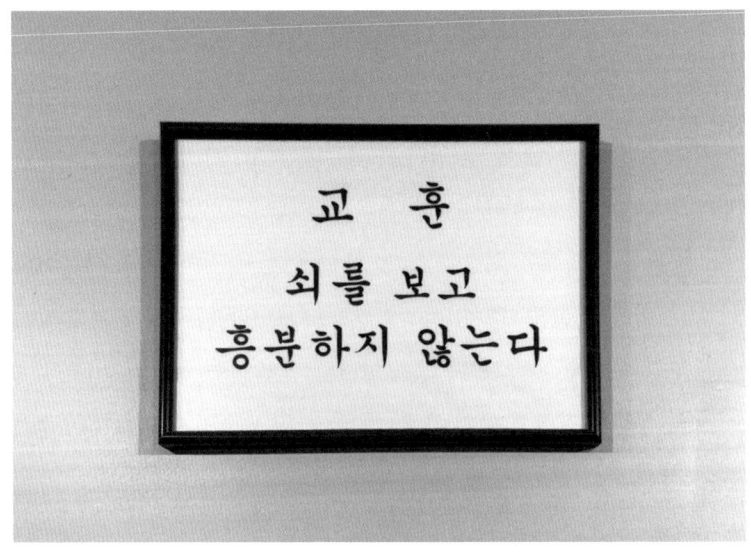

컨디션 확인 방법

워밍업 느낌 확인하기

내 컨디션이 좋은지 나쁜지 확인하는 방법은 여러 가지가 있다. 심박수 체크, 악력 체크, 탭 테스트, HRV 테스트 등 말이다. 이 방법은 선수 훈련 코치들이 선수들의 컨디션을 확인하기 위해서 실제로 사용하는 방법*이다. 이 테스트를 이용하면 상당히 정확하게 내 컨디션을 알 수 있다. 하지만 테스트의 가장 큰 단점이 있다. 하기 귀찮다는 거다.

    우리가 저질체력인이 된 데는 '귀차니즘'이 한몫한다는 사실을 알고 있을 것이다. 그래서 내가 제안하는 컨디션 체크 방법은 그냥 운동을 해보는 것이다. 우리가 운동을 하기 전에 항상 하는 워밍업으로 내 컨디션을 확인할 수 있다. 이 방법은 내가 운동할 때마다 사용하는 것이다.

    예를 들어, 오늘 내가 100kg을 들어야 한다고 가정해보자. 아마도 헬스장에 들어가자마자 바로 100kg을 들어버리는 바보는 없을 것이다. 40kg, 60kg, 80kg와 같이 가벼운 무게를 차례대로 들면서 워밍업을 한다. 워밍업에 사용되는 무게는 나에게 가벼운 무게이다. 하지만 내 컨디션이 나빠지면, 워밍업을 할 때부터 무게가 무겁다고 느껴진다. 이 날은 내가 휴식을 취하거나, 중량을 50~60% 낮춰야 한다. 느낌으로 하는 것이기 때문에 정확도는 떨어진다. 하지만 운동할 때마다 컨디션을

---

* 파벨 차졸린, 댄 존, 《이지 스트렝스》, 최현진 옮김, 대성의학사, 2018.

항상 체크할 수 있기 때문에 부상을 줄여주는 데 큰 역할을 한다. 나도 운동을 하다가 크고 작은 부상을 입은 적이 많은데 그때마다 항상 워밍업을 할 때 무겁게 느껴졌었다. 그걸 무시하고 욕심부리다가 다친 것이다.

이 방법을 이용해서 운동 강도를 조절할 때 주의사항이 있다. 바로 중량을 줄여놓고, 반복 수는 늘리는 것이다. 컨디션이 나빠서 중량을 줄이는 것인데, 가볍다는 이유로 운동이 안 될까봐 걱정하는 것이다. 그런 걱정은 할 필요가 없다. 여기서 핵심은 우리 몸에 휴식을 주는 것이니, 반복 수도 늘리면 안 된다. 그러면 중량을 줄이는 의미가 없다. 잘못하면 전체 운동량은 더 많이 늘어날 수도 있다.

운동을 잠시 멈춰야 하는 경우

운동보다 중요한 것이 바로 휴식이라는 말을 들어봤을 것이다. 그런데 사람들이 착각하는 것이 있다. 휴식이 중요하긴 하지만, 운동이 잘되었을 때 휴식이 중요한 것이다. 초보자들은 운동을 잘하지 못한다. 그래서 생각보다 휴식의 중요성은 떨어지게 된다.

내가 굳이 '팩트'로 때리는 이유는 간단하다. 이 책을 읽는 저질체력인들은 '운동을 어떻게 하면 최대한 많이 할까?'라는 생각을 하지 않는다. '어떻게 하면 운동을 하루라도 덜할까?' 하는 생각이 머릿속에 가득하다. 그래서 "운동보다 중요한 것이 바로 휴식"이라는 말에서 '휴식'만 강조해서 받아들인다. 상황이 이렇다보니, 온갖 이상한 이유를 만들어내서 운동을 쉬는 것이다. 다리에 알배서 쉬다, 약속이 생겨서 쉰다, 늦게 퇴근해서 쉰다, 바빠서 쉰다, 피곤해서 쉰다, 우울해서 쉰다, 오늘은 운동 할 기분이 아니라서 쉰다 등등 다들 알아서 잘 쉰다. 그래서 따로 휴식을 더 챙겨야 할 필요가 없는 경우가 대부분이다. 만약에 주 2~3일 정도 운동을 한다면, 이 부분은 그냥 대충 읽고 넘어가도 좋다. 이미 휴식을 충분히 취하고 있기 때문이다.

하지만 우리도 언젠가는 운동에 미치는 날이 온다. 운동을 가지 말라고 해도 운동을 주 4~5일 하는 그런 사람이 된다. 그때에는 정기적으로 운동을 멈추는 것이 필요하다. 이걸 어려운 말로 '디로딩 deloading'이라고 한다. 만약에 운동을 열심히 하다가 다음의 증상이 나오면 휴식을 취한다.

- 일주일 이상, 운동 기량이 떨어진 경우
  체감상 중량이 평소보다 더 무겁게 느껴지는 경우, 동일한 운동을 해도 심박수가 전보다 더 많이 올라가는 경우
- 일주일 이상, 전보다 더 피곤해진 경우
  수면 시간이 줄지 않았는데 더 피곤해진 경우, 몸이 무거운 느낌이 드는 경우
- 이유 없이 몸이 아픈 경우
  무릎, 허리, 어깨 등

물론, 운동을 하다보면 순간적으로 내 기량이 나빠지기도 한다. 월요일에 멀쩡하게 운동 잘하던 사람이 갑자기 화요일에 같은 무게도 무겁다고 느낄 수 있다. 그래서 일주일 정도 내 컨디션을 지속적으로 관찰해주는 것이 좋다.

디로딩을 하는 방법은 크게 세 가지다.

- 일주일 정도는 운동을 아예 하지 않기
- 내가 평소에 하던 중량을 60%로 줄이기
  (이때 반복 수를 늘리면 안 됨)
- 내가 평소에 하던 반복 수를 60%로 줄이기
  (이때 중량을 늘리면 안 됨)

사람마다 다르지만, 최소 2~3개월에 한 번씩은 일주일 정도 휴식을 취하는 것이 필요하다. 나도 운동을 하다보면 운동 기량이 갑자기 떨어지는 경우가 있다. 그 기간을 확인해보니, 나의 경우에는 3개월이었다. 운동을 하다보면, 자신이 몇 개월에 한 번씩 정기적으로 휴식을 취해야 하는지 알게 될 것이다.

4
부상에 대처하기

부상을 예방하는 방법

 애초에 관절 상태가 좋지 않아도 다칠 수 있지만, 그런 경우를 제외하고는 자주 다치는 것은 대부분 성격 문제다. 이런 사람들은 굉장히 경쟁적이다. 그리고 남들보다 운동을 더 강하게 그리고 열심히 한다. 그러다보니 나의 몸이 견디지 못하는 상황을 자주 만나게 된다. 이게 반복되면, 부상을 당하게 되는 것이다.
 그러므로 부상을 막기 위해서는, 욕심을 조금 내려놓아야 한다. 이게 근본적인 해결책이다. 높은 중량을 하지 말라는 의미가 아니다. 내 몸에서 컨디션이 나쁘다는 신호를 보내면, 휴식을 취하거나 운동을 살살 해야 한다. 이게 전부다. 자주 다치는 사람은 내 컨디션이 나쁘다는 것을 인정하지 못한다. 오히려 나쁜 컨디션을 '이겨내려고' 한다. 커피나 부스터와 같은 카페인을 먹고, 컨디션이 좋은 것같이 포장한다. 그러다가 다치는 경우가 정말 많다.
 부스터란 헬스인들이 운동 퍼포먼스를 올리기 위해서, 운동 전에 먹는 보충제이다. 주 성분은 카페인이며, 추가로 운동 퍼포먼스를 올려주는 성분들이 들어 있다. 컨디션이 나쁜 상황에서 이 보충제를 먹으면, 컨디션이 순간적으로 좋아진다. 하지만 이런 행동은 빚지는 것과 같다. 나중에는 빚을 갚아야 한다. 일반적으로는 부상으로 빚을 갚는다.

몸이 견디지 못하는 상황을 자주 만들면, 나의 몸은 이 상황을 어떻게든 헤쳐나가기 위해서 노력한다. 내 뇌는 힘을 더 강하게 내보기 위해서, 내 몸에 있는 힘이 센 근육을 더 많이 동원한다. 이때 자세가 나빠지는 증상이 나오게 된다. 혹은 엉뚱한 근육에 힘이 들어가게 된다. 가슴 운동을 했는데 어깨 근육만 사용되는 경험을 모두 해봤을 것이다. 자세가 잘못된 경우도 있지만, 가슴 근육이 감당하기에는 무거운 경우가 대부분이다.

자세가 나빠지는데도 불구하고 억지로 반복하면, 내 몸에서 강한 근육은 상대적으로 더 강해진다. 반대로 약한 근육은 점점 더 상대적으로 약해지게 된다. 이게 바로 불균형이다. 이로 인해서 어깨가 아래로 처지기도 하고, 팔자 걸음이 되기도 한다. 어떤 사람은 만성적으로 허리 통증을 달고 살기도 한다. 운동을 열심히 하는데 말이다! 그래서 너무 강도 높은 운동 위주로 하면 안 된다. 강도를 높이면, 순간적으로는 내 힘이 더 빨리 좋아지는 것처럼 보이지만, 나중에는 결국 부상을 당한다. 게다가 나중에는 힘이 더 올라가지 않는 상황이 벌어진다. 이런 상황을 막기 위해서 만든 것이 바로 75% 이론이다.

이건 마치 회사의 팀과 같다. 팀을 최대한 효율적으로 굴러가도록 하기 위해서 어떻게 하는가? 에이스에게 일을 더 맡기고, 일을 못하는 사람에게는 일을 덜 준다. 그러면 에이스는 일을 점점 더 잘하는 사람이 되고, 일을 못하는 사람은 도태되어 퇴사한다. 결국은 팀 전체 업무 퍼포먼스가 더 떨어지는 상황이 벌어지는 것이다. 이를 막기 위해서 일을 못하는 사람에게도 그에게 맞는 적절한 일을 계속 줘야 한다. 그래야 그도 성장해서 나중에는 팀에 기여할 수 있다. 우리 몸에서도 이와 같은 상황이 벌어진다.

이를 무시하고 운동 강도를 계속 높게 하면, 알 수 없는 통증에 시달리게 된다. 병원에 가면, 아무 이상 없다는 식으로 말하기 때문이다. 사실이다. 초음파나 엑스레이에서는 이상이 없어 보일 것이다. 이 두 가지로 근육 불균형을 알 수는 없으니까 말이다. 그러니 애초에 이런 상황을 만들면 안 된다.

사실 이건 나의 이야기다. 나는 기분파는 아니지만, 경쟁심이 강한 사람이다. 중량을 올려서 누군가보다 더 빨리 강해지고 싶다는 생각을 가지고 있었다. 그래서 자세가 조금 나빠져도 더 무게를 들려고 했다. 내 몸이 견디지 못한다는 사실을 나 스스로 인정하지 못했던 것이다. 이게 나를 아프게 만드는 원인이었다. 이런 문제를 겪은 후에, 만들어 낸 것이 바로 75% 이론이다. 그리고 월 플랭크, 3개월 자세, 힙힌지와 같은 기초 운동을 강조하게 되었다. 정말 하기 싫고 귀찮지만, 나와 내 수강생들을 더 이상 아프지 않게 몸을 강화시켜주는 소중한 방법들이다.

체력이 약해서 이 책을 읽는 사람도 있겠지만, 남들보다 더 빨리 강해지기 위한 비기를 찾아다니는 사람들도 분명히 있을 거라고 생각한다. 더 빨리 가려고 하기보다는 더 정확하게 하려고 노력해야 한다. 정확하게 하는 것이 가장 빠르고 안전하게 성장하는 방법이기 때문이다. 모두 나와 같은 실수를 하지 않길 바란다.

관절이 아플 때는 쉬는 게 답일까

운동을 하다가 다쳤다는 이야기를 많이 들어봤을 것이다. 누군가는 다칠까봐 두려워서 운동을 시작하지 못하고, 누군가는 현재 다쳐서 운동을 못 할 수도 있다. 심하게는 평생 운동을 하면 안 된다는 이야기를 들은 사람도 있다.

운동을 하다보면, 누구나 몸이 아픈 순간을 만난다. 허리를 삐끗하기도 하고, 원인을 알 수 없는 만성 통증에 시달리기도 한다. 이렇게 말하면, 누군가는 "저는 한 번도 다친 적 없는데요?"라고 말하기도 한다. 이런 경우에는 운동 경력이 짧은 경우가 많다. 보통 1년 정도 운동하면, 운동 많이 했다고 생각하는데, 경력 1년은 초보 중의 초보자다. 일에서도 그렇듯, 운동도 4~5년쯤 해야 초보 티를 벗을 수 있다.

운동하다가 통증을 겪는 경우, 크게 두 가지 원인이 있다.

- 실제로 다친 경우
- 근육 불균형이 심한 경우

내가 수백 명의 직장인들을 가르쳐오면서, 그들이 운동 중에 통증을 겪는 모습을 많이 관찰했다. 운동 강도가 높아서 그런 거 아니냐고? 그렇지 않다. 그들이 가볍다고 느끼는 무게로 연습을 해도 통증이 있는 사람들이 나온다. 그들의 99%는 근육 불균형이 심해서 생기는 문제였다. 실제로 다친 사람은 정말 드물었다.

물론, 이 통계는 분명히 오류가 있다. 나에게 찾아오는 사람은 '스스로 운동할 수 없음을 느끼는' 사람들이다. 혼자 운동 했을 때, 어딘가 불편함이 있어서 나에게 찾아오는 사람이 대부분이다. 그래서 실제로 헬스장에서 운동하는 사람들의 아픈 원인이 무조건 근육 불균형 문제는 아니다. '생각보다 근육 불균형 문제 때문에 아픈 사람이 많다' 정도로 이해해주면 좋을 것 같다.

그렇다면, 관절이 아프다면 어떻게 해야 할까? 다친 걸까? 불균형 때문일까? 여러 가지 상황을 고려해야 한다. 만약에 내가 확실하게 다칠 만한 동작을 했다면, 다쳤을 가능성이 높다. 예를 들어 발목이 접질린 후에 발목에 통증이 생겼다면 99% 다친 것이다. 하지만 평소에는 괜찮다가 특정 운동을 할 때마다 아프다면 근육 불균형 문제일 가능성이 높다. 이렇게 이야기해도 확신이 들지 않을 것이다. 그래서 내가 제안하는 방법은 이렇다.

운동하다가 통증을 느꼈다면, 일단 휴식을 취하라. 가능하면 병원도 다녀오고, 약도 먹으라. 크게 다치지 않았다면 1~2주의 휴식 기간이 필요할 것이다. 그러고 나서 다시 운동을 해보자. 휴식을 취한 후에 괜찮아졌다면, 실제로 다쳤을 가능성이 매우 높다. 이렇게 해결되는 게 가장 좋은 상황이다. 쉬는 것 말고는 크게 할 게 없기 때문이다. 게다가 1~2주만 쉬면 그만이다. 문제는 다음에 나올 것들이다.

만약에 운동을 하다가 관절에서 '뻑' 소리가 난 이후에 통증이 발생했다면, 최대한 빨리 병원에 가야 한다. 실제로 어딘가 찢어지거나, 손상이 됐을 것이다. 그 정도로 운동을 했다면, 평소 운동 강도가 너무 높았던 것이라고 생각해야 한다.

나의 경우 20년 운동 인생 동안, 이 소리를 두 번 들어봤다. 어깨에서 한 번, 허리에서 한 번. 어깨는 약 한 달 동안 휴식 시간을 가졌다. 그리고 그 이후에 어깨충돌증후군으로 고생했다. 지금은 다 나았다. 허리를 다쳤을 때는 약 6개월간 제대로 된 웨이트 트레이닝을 하지 못했다. 이 상황이 발생하면, 무조건적으로 휴식을 취해야 한다. 답이 없다. 손상된 곳이 회복될 때까지 기다려야 한다.

이런 증상에 해당되지 않는데 아픈 경우도 있다. 충분히 쉬고, 병원에 여러 번 다녀왔지만, 통증이 지속되는 경우도 있다. 이미 만성인 상태이다. 일반적으로 운동을 하지 않을 때는 별문제가 없지만, 운동만 하면 아픈 경우가 대부분이다. 아무리 오래 쉬어도 같은 증상이 계속 반복된다. 만약에 여기에 해당된다면, 근육 불균형 문제일 가능성이 크다고 생각하면 된다. 이게 진짜 골치 아프다. 이 경우에는 사실상 혼자 운동하기는 어렵다. 전문가의 도움이 필요하다. 단순히 운동 자세를 가르쳐주는 사람보다는, 근육 불균형을 잡아줄 수 있는 움직임 전문가를 찾아가서 도움을 요청해야 한다. 유튜브를 보고도 해결할 수도 있지만, 운이 좋을 때만 가능한 이야기다. 문제의 원인이 사람마다 모두 다르기 때문이다.

부상 후 운동 진행 방법

운동을 하다가 다치지 않는 것이 최선이지만, 그 확률은 0이다. 이 책에서 소개한 방법을 제대로만 사용한다면, 부상 확률이 최소한으로 줄어들지만 없어지는 것은 아니다. 그래서 다치고 난 후에 어떻게 해야 하는지도 알아야 한다.

다쳤다면 휴식이 먼저

운동하다가 다쳤다면 그 즉시 휴식을 취해야 한다. 그리고 최대한 빨리 병원을 가자. 간혹, 병원에 가면 "엑스레이상 뼈는 이상이 없네요. 물리치료 받고 가시고, 약 잘 드세요."라고 말만 한다고 싫어하는 사람들이 많다. 하지만, 병원에 가서 조치를 받으면 더 빨리 낫는 게 사실이다. 게다가, 단순히 삐끗한 게 아니라, 인대나 뼈를 다쳤을 수도 있다. 운동하다가 이런 문제가 생기는 경우는 흔하지 않지만, 이런 문제는 병원에서만 발견할 수 있다. 엑스레이를 봤을 때 뼈에 이상이 없다는 정보가 생각보다 중요하다는 의미다. 꼭 병원에 가서 확인해보자.

운동 다시 시작하기

아주 살짝 삐끗한 것이면 일주일 정도면 통증이 없어질 것이다. 하지만 심하면 회복에 한 달 이상 걸리기도 한다. 통증이 없어지면, 이때부터 운동을 다시 시작한다. 이 시기가 가장 중요하다. 대부분은 아무 생각 없이 다시 예전에 하던 운동을 그대로 한다. 운이 좋다면 별문제가 없겠지만, 재수가 없다면 다시 다치는 상황이 벌어진다.

부상 후에 헬스장에 돌아오면, 내 몸을 테스트하고 적응하는 기간이 필요하다. 먼저 아무것도 끼우지 않은 빈 바벨로 운동을 시작한다. 첫날은 절대 무게를 올리지 않는다. 그저 빈 바벨로 해도 통증이 없는지 확인해보는 것이 중요하다.

빈 바벨로 운동을 해도 괜찮다는 생각이 들면, 그다음 날 운동

할 때에는 무게를 올리면서 운동을 해본다. 20kg 5회, 30kg 5회, 40kg 5회… 이렇게 하다보면 내 부상 부위에 통증이 느껴지는 중량이 나올 것이다. 그 중량보다 낮은 무게로 운동을 하고 마무리한다. 예를 들어, 40kg에서 통증이 느껴졌다면, 30kg으로 운동을 하고 끝내는 식이다. 여기서 확인한 무게를 일주일 동안 유지한다. 일주일 동안에는 무게를 올리지 않아야 한다. 절대 욕심 부리지 말라. 욕심 부리다가 다쳐놓고서, 또 다치는 우를 범하면 안 된다.

일주일 동안 같은 무게를 하고 난 후, 다시 무게를 올리면서 운동을 해본다. 그러면 지난주에 통증이 느껴졌던 무게를 하더라도 통증이 생기지 않을 가능성이 높다. 그렇다면 여기서 무게를 조금 더 올려본다. 그러면 지난주에 테스트했던 것과 마찬가지로, 통증이 느껴지는 무게가 나올 것이다. 그러면 그 무게보다 가벼운 무게로 다시 일주일 동안 운동을 한다.

이 방식을 계속 반복하다보면, 예전에 다치기 전 무게로 안전하게 돌아갈 수 있다. 빠르면 2주 내로 이 과정이 끝나지만, 부상의 정도에 따라서 한 달 이상 걸리기도 한다.

부상을 당하면, 예전 상태로 돌아가는 데 이렇게 긴 시간이 걸린다. 그래서 가능하면, 다치지 않도록 관리하는 것이 매우 중요하다. 항상 욕심 부리지 말아야 한다. "쇠를 보고 흥분하지 말자."